主编◎孔令霞

刘维佳 王晓燕

中医儿科质量控制管理及规范教程

小儿推拿疗法

U0334931

全国百佳图书出版单位
中国中医药出版社
·北京·

图书在版编目（CIP）数据

小儿推拿疗法 / 孔令霞，刘维佳，王晓燕主编 . —北京：中国中医药出版社，2021.12
ISBN 978-7-5132-7169-1

Ⅰ . ①小…　Ⅱ . ①孔… ②刘… ③王…　Ⅲ . ①小儿疾病 – 推拿　Ⅳ . ① R244.15

中国版本图书馆 CIP 数据核字 (2021) 第 187970 号

中国中医药出版社出版
北京经济技术开发区科创十三街 31 号院二区 8 号楼
邮政编码　100176
传真　010-64405721
河北品睿印刷有限公司印刷
各地新华书店经销

开本 880×1230　1/32　印张 8.25　字数 164 千字
2021 年 12 月第 1 版　2021 年 12 月第 1 次印刷
书号　ISBN 978-7-5132-7169-1

定价　39.00 元
网址　www.cptcm.com

服 务 热 线　010-64405510
购 书 热 线　010-89535836
维 权 打 假　010-64405753

微信服务号　zgzyycbs
微商城网址　https：//kdt.im/LIdUGr
官 方 微 博　http：//e.weibo.com/cptcm
天猫旗舰店网址　https：//zgzyycbs.tmall.com

如有印装质量问题请与本社出版部联系（010-64405510）
版权专有　侵权必究

《小儿推拿疗法》
编委会

主　编　孔令霞（郑州市中医院）

　　　　刘维佳（郑州市中医院）

　　　　王晓燕（郑州市中医院）

副主编　李海金（郑州市中医院）

　　　　张春龙（郑州市中医院）

　　　　王小峰（郑州市中医院）

　　　　连娇娇（郑州市中医院）

　　　　耿亚琪（郑州市中医院）

编　委　（以姓氏笔画为序）

　　　　牛希贤（郑州市第二中医院）

　　　　刘丽平（郑州市中医院）

　　　　刘陆伟（郑州市中医院）

　　　　苏姣姣（郑州市中医院）

　　　　杨亚峰（郑州市中医院）

　　　　张朝霞（郑州市中医院）

　　　　张佳林（郑州市中医院）

　　　　屈凤珍（郑州市中医院）

　　　　赵　丽（郑州市中医院）

　　　　荆晨阳（郑州市中医院）

　　　　韩　雪（河南省儿童医院）

主　审　闫喜英

顾　问　房自勤　李广金

前 言

　　随着社会发展和人们物质生活水平的提高，人们的健康意识逐渐增强，绿色医疗得到大家的推崇。小儿推拿疗法作为一种传统的治疗方法，具有疗效显著、绿色安全的特点，受到广大家长的青睐。近年来，因绿色医疗消费的需求，在国家相关政策的推动及广大小儿推拿从业者的共同努力下，全国各地小儿推拿发展迅速，同时，由于各地的小儿推拿店面以及小儿推拿培训机构大量涌现，从业人员专业水平参差不齐，也造成了小儿推拿行业市场混乱，因此加强小儿推拿质量控制管理及规范具有非常重要的意义。为此，郑州市卫生健康委员会医疗质量控制中心开展了小儿推拿质量控制管理工作。为适应新形势下小儿推拿质量控制及人才培养的需要，推动中医适宜技术的运用和发展，郑州市中医院儿科在郑州市卫生健康委员会、郑州市中医儿科质量控制中心指导下，组织相关专家编写了《小儿推拿疗法》一书。

　　在本书编写过程中，力求体现中医特色和专科特点，做到科学性和实用性相统一，借鉴小儿推拿各个流派的学术特点和经验，并进行总结和提炼，力求突出中医理论在小儿推拿教学和实践工作中的核心地位。

本书的编写得到了郑州市卫生健康委员会、郑州市中医儿科质控管理中心的指导和大力支持，凝聚了郑州市中医院儿科小儿推拿团队的集体智慧，希望本书的出版，能够为小儿推拿的规范及小儿推拿人才的培养产生积极的推动作用。

郑州市卫生健康委员会中医儿科质量控制中心

2021 年 8 月

编写说明

　　本书是根据中医儿科质控管理制定的教学大纲编写的。小儿推拿疗法是一门技能性、操作性很强的临床学科。本书详细介绍了小儿推拿的手法操作和临床病证的推拿治疗方法，重点介绍小儿推拿临床治疗中疗效明显的病证，在推拿治疗部分加入了大量临床经验的总结，以利于学习理解和记忆，力求系统性、实用性、科学性地学习小儿推拿学内容。

　　本书分为小儿推拿疗法概述、小儿推拿疗法基本知识、小儿推拿疗法常用手法、小儿推拿疗法常用穴位、小儿常见疾病及儿童保健的推拿治疗以及附录六部分。附录包括郑州市小儿推拿指导意见（试行）、小儿推拿技术相关性感染防控工作规范（试行）、小儿推拿技术消毒隔离制度、小儿推拿技术相关性感染防控操作流程、中医养生保健技术规范（少儿推拿）五个方面的内容。

　　小儿推拿疗法在编写时特别注意继承与发展的

结合，使之既不失规范性，保持和发扬中医特色，又反映小儿推拿的最新进展。全体编委会人员认真负责、严谨求实以保证书稿质量，若有疏漏或不足之处，敬请专家提出宝贵意见，以便再版时修订提高。

中医儿科质量控制管理及规范教程

《小儿推拿疗法》编委会

2021 年 8 月

目录

第一章
小儿推拿疗法概述

第一节 小儿推拿疗法概念

小儿推拿学是中医儿科学和推拿学相结合的产物。小儿推拿是在中医基本理论指导下，根据小儿的生理病理特点，运用一定的手法作用于小儿相应的部位和穴位，以防治儿科疾病，保健儿童身心和促进儿童生长发育的一门中医外治疗法。

小儿推拿是传统中医的组成部分，是中医认识小儿生理病理规律和运用手法防治儿科疾病的独特形式，离不开中医，离不开中医儿科体系。传统中医治疗疾病以方药为载体，小儿推拿则凭借特有的推拿穴位进行治疗，即小儿推拿是将传统中医治疗疾病的"理法方药"变成"理法方推"。传统中医理论知识是小儿推拿收集病历、辨识证候、分析病机、确立治疗方案的根本出发点。

小儿推拿是用手法对小儿疾病进行治疗、预防保健的方法之一。这种方法是用手在体表的穴位和部位上施加一种物理刺激，促进机体自身的调节功能，调整经络的偏胜及不足，扶正祛邪，调节脏腑，增强机体的抗病能力，达到治疗疾病、预防疾病、保健作用的一种方法。其适用范围广，尤其对消化系统疾病、呼吸系统疾病、小儿痹证、痿证等均有一定的疗效。

第二节　小儿推拿疗法发展简史

一、秦汉时期——小儿推拿的萌芽时期

　　秦汉时期，是中医学发展的重要阶段。中医理论的基本框架和临床治疗学的基本原则均是在此时期构筑和奠定的。此时期，小儿推拿随着推拿学和儿科学的出现而开始萌生，出现了最早的儿科医生和儿科病历，如《史记·扁鹊仓公列传》中记载："扁鹊名闻天下……来入咸阳，闻秦人爱小儿，即为小儿医。""齐王中子诸婴儿小子病，召臣意诊切其脉，告曰：'气鬲病，病使人烦懑，食不下，时呕沫，病得之少忧，数忔食饮。'"在长沙马王堆西汉古墓出土的医学帛书《五十二病方》中记载的"婴儿病痫方"和"婴儿瘛方"是现存最早的小儿推拿方法的文字记载，其以汤匙边摩拭病变部位治疗小儿惊风抽搐，该法是一种器具按摩法，后世的刮痧疗法应属此类，至今仍常用

于治疗小儿感冒、中暑和小儿惊风等病。《黄帝内经》作为中医临床各学科的经典著作，也指导着小儿推拿的发展，有关按摩工具，就有九针中关于"圆针"和"银针"的记载。另外，在《金匮要略·脏腑经络先后病脉证第一》中首次记载了膏摩，"若人能养慎，不令邪风干忤经络，适中经络，未流传脏腑，即医治之，四肢才觉重滞，即导引、吐纳、针灸、膏摩，勿令九窍闭塞"，膏摩法是指应用特制的中药膏涂抹于病患处并使用手法按摩的一类操作方法，该法通过手法和药物的协同作用，提高疗效的同时保护了皮肤。

二、晋唐宋元时期——小儿推拿的奠基时期

晋唐时期，是推拿学发展的重要阶段。推拿按摩在内、外、妇、伤等各科及急症治疗和养生保健中得到了广泛的应用，并取得了巨大的成就，小儿推拿也散见其中。晋代葛洪在《肘后备急方》中首创的指针法、捏脊法、颠簸法等手法如今仍广泛应用于小儿推拿的临床治疗中，其中关于捏脊法的记载："卒腹痛……拈取其脊骨皮，深取痛引之，从龟尾至顶乃止，未愈更为之。"现今小儿捏脊流派的形成正是得益于此。到了隋唐时期，按摩已成为国家医学教育的四大科目之一。隋朝的官方医学校"太医署"设有"按摩博士"。唐代的"太医署"规模更大，除按摩博士外，还设有按摩师、按摩工、按摩生等，共计七十余人，同时隋唐时期也是中医儿科学发展的奠基时期，太医

署除了设有按摩科外，还有少小科（即小儿科），据有关史料记载，隋唐以前推拿无成人和小儿之分。至隋代，巢元方《诸病源候论》中有小儿病专论6卷，共计255候，详细记述了小儿的保育病证，并在所有卷末附有按摩导引方法，唐代孙思邈所著《备急千金要方》将妇人、少小婴孺诸病例专篇论述，其中小儿病证分为初生出腹、惊痫、客忤、伤寒、咳嗽、癖结胀满等九科，并应用膏摩防治小儿疾病，如"小儿虽无病，早起常以膏摩囟上及手足心，甚辟风寒"，首次将膏摩应用于小儿保健推拿。该书系统记载了运用膏摩治疗小儿"少小心腹热""少小中风""中客忤""项强欲死""小儿鼻塞不通浊涕出""夜啼""腹胀满""不能乳食"等十几种病证的治疗方法。唐代的儿科医生需要经过医学博士教授5年，考试合格后方为小儿医。隋唐作为我国政治、经济、文化等各方面较为昌盛的时期，医学教育的开展促进了推拿学的发展和中医儿科学的形成，而且随着对外经济文化的交流，中医推拿也开始传入日本、朝鲜、印度和西欧各地。

宋元时期，推拿学在理论和临床发展上均遭受了重大挫折，太医局取消了隋唐以来存在了近400年的按摩科，以按摩命名的专著仅见《宋史·艺文志·按摩法》，惜已亡佚，在小儿推拿方面，出现了运用掐法治疗新生儿破伤风的最早记载，北宋沈括《良方·十卷》记载了用掐法治疗脐风，这也是宋朝少有取得的一项关于小儿推拿疗法的成就，而此时期的中医儿科学得到了全面发展，此时期的《颅囟经》是我国最早的儿科专著，在其影响下，著名儿科学家钱乙结合自己的临床经验，著成了《小儿药证直诀》，该书将小儿的生理病理特点概括为"脏腑柔弱，易虚易实，易寒易热"，诊断方面创立了"面上证""目内证"等，堪称中医儿科学之精髓。该书的问世，标志着中医儿科学理论体系的建立，这也为小儿推拿学的形成与发展奠定了坚实的基础。

总之，晋唐时期按摩推拿学的快速发展和宋元时期中医儿科学的理论体系的逐渐完善，为后来小儿推拿自成体系奠定了基础，故此期为小儿推拿的奠基时期。

三、明清时期——小儿推拿的形成时期

明清时期，中医学已经有了显著发展，推拿学也日趋成熟，其中最主要的表现就是小儿推拿形成了自己的独立学术体系，而这正是基于儿科学理论体系建立的，同时推拿在临床上得到了广泛应用。

明代初期，应用推拿防治小儿疾患已经积累了丰富的经验，而真正形成小儿推拿独立的学术体系则是在明代中后期，《小儿按摩经》《小儿推拿秘旨》《小儿推拿秘诀》三部小儿推拿专著的相继问世，其中《小儿按摩经》是我国现存最早的小儿推拿专著，该书附录在明代杨继洲编写的《针灸大成》中，为其中独立的第十卷《保婴神术》，又称《保婴神术·按摩经》，

此部分系统介绍了多种小儿推拿手法，如掐、揉、推、按、摩、运、摇、摘、搓、分、合、刮、扯、推、拂等，还有20余种复式推拿手法、主治功效和50余个小儿特定穴，并介绍了观形察色法、画部五位歌、命门部位歌、阳掌图各穴手法仙诀、阴掌图各穴手法仙诀、初生调护、内八段锦、外八段锦等内容。《小儿按摩经》是对明代以前小儿推拿成就的总结，从诊法、辨证、穴位、手法、治疗等方面对小儿推拿进行了系统全面的论述，其主要学术思想和独有的小儿推拿手法和穴位至今仍应用于临床，是小儿推拿学的奠基之作。明代龚云林所著《小儿推拿秘旨》，又名《小儿推拿方脉活婴秘旨全书》《小儿推拿活婴全书》，该书继承了钱乙的学术思想，对小儿辨证、病因病机、推拿穴位、推拿手法及治疗均有论述，对后世影响很大，在推拿手法方面，记载的小儿推拿八法为后世历代小儿推拿医家所推崇，新增了搓、笃、打拍、开弹、拿五种手法，并对12种复式推拿手法从手法的名称、功效、操作方法和适应证进行了详细的阐述。在小儿推拿适应证方面，该书已不仅仅局限于明代中叶以前的小儿惊风，而是扩展到其他杂病，如腹痛、火眼、肿胀、疟疾、痢疾等，且分门别类地加以论述。该书是现存最早的一部小儿推拿单行本，在总结前人有关小儿推拿疗法的基础上，结合临床经验编辑而成，对小儿推拿体系的完善起了重要作用。编著《中国医学大成》一书的曹炳章先生，称此书为"推拿最善之本"。明代周于藩所著的《小儿推拿秘诀》在介绍诊法和手法的基础上，对拿法、推法、运法论述尤为详细。如"身中十二拿法"中说"拿即揉掐类"，这里所说的拿法，含有按法和掐法，与现在的拿法有所差异。此外本书还首次提出一些特定穴，如耳后、奶旁、肚角、皮罢、合骨、鱼肚等注重推拿与病证、时辰的关系，并载有多种推拿图谱。该书内容与前两部书及《幼科百效全书·幼科急救推拿奇法》《万育仙书·推拿目》等小儿著作密切相关，对后世影响较大。

到了清代，此时期的小儿推拿的理论及临床应用进一步发展，诊疗水平进一步提高，相关专著也陆续问世，其中影响较大的如清代张振鋆所著《厘正按摩要术》，该书是对清光绪十四年前小儿推拿集大成的著作，书中所创小儿推拿八法"按、摩、掐、揉、推、运、搓、摇"以及胸腹按诊、穴位推拿等沿用至今，疗效显著，对临床具有实际指导意义。熊应雄所著《小儿推拿广意》主要论述小儿推拿手法在小儿疾病中的运用，详细阐述了囟门、面部、虎口、指纹以及精神、声息等的变化，介绍了推拿治疗常用穴位、手法、操作顺序等，以及手足45个小儿推拿特定穴的主治，并附有图示，列举了儿科常见病的内服外用方剂185首。骆如龙所著《幼科推拿秘书》对推拿操作有简明的介绍，认为分阴阳为"诸症之要领，众法之先声"，并且首次提出总结了小儿推拿13个复式手法。夏云集所著《保赤推拿法》专门论述推拿操作，介绍了43种手法，阐述了推、拿、挤、搓等11种手法的操作要领。徐谦光所著《推拿三字经》以三字为句，便于记忆，通俗易懂，其治法以取穴少、操作次数多为特点。其他如《小儿推拿术》《推拿抉微》《推拿捷径》《推拿指南》等，都对小儿推拿的适应证及治疗原则方面进行了系统论述，在小儿推拿的理论和临床应用发展上具有重要意义。

总之，小儿推拿独立形成体系和快速发展主要在明清时期，尤其是明末清初时期。小儿推拿流传至今并广泛应用于临床，与这一时期的学术发展水平密不可分。

四、近代现代——小儿推拿的发展时期

"民国"时期，由于当时卫生政策对中医不重视，甚至反对传统医学，曾一度"废止旧医"，国医不允许执业，提倡西洋医学，使得推拿发展在整体上处于低潮，但由于其有效、简便、易行，故而深受广大民众的喜爱，许多推拿尤其是小儿推拿活跃于民间并得到广泛的流传和应用，也是这种分散于全国各地的发展模式，使得推拿学科包括小儿推拿按照各地域流行特点和民间需求形成了各具特色的推拿流派，如湘西和山东的小儿推拿至少有多个流派，还有海派儿科推拿、北京小儿捏脊流派等，期间仍有不少小儿推拿著作问世。

中华人民共和国成立后，随着中医药政策的不断落实，推拿在临床、教学、科研以及推拿著作和推拿科室人才队伍的建设等各个方面出现了空前繁荣的景象，1956年上海首先开办了推拿训练班，其后，又成立了中国第一个推拿专科门诊和推拿学校，随后全国各中医院校陆续开设了推拿课程，各地有条件的中医院也陆续增设了推拿科。随着推拿学整体的发展，小儿推拿在此时期也得到了快速发展。从20世纪60年代初中期开始，重新整理和挖掘推拿文献，很多小儿推拿古籍得到了重印和再版，并新编出版了不少小儿推拿著作，如张汉臣编著的《实用小儿推拿》、金义成的《小儿推拿学》等。在科研方面，开始广泛应用生理、物理、化学等现代技术手段开展对小儿推拿临床、原理、手法、穴位等方面的深入研究，如北京、安徽等地系统观察了捏脊疗法对患儿胃泌素、肺功能、血压以及免疫功能的影响，从而证实了小儿推拿对小儿消化、呼吸、循环、免疫等系统的功效；青岛医学院利用胃电描记和试管对比法观察了"推脾土"和"运内八卦"手法，前后胃的运动和胃液对蛋白质消化的分解情况，证明小儿推拿可以促进胃的运动和消化功能。在临床方面，从20世纪50年代起，临床上不但应用推拿治疗小儿蛔虫性肠梗阻、小儿腹泻（婴幼儿轮状病毒性腹泻）、小儿厌食等疾病，而且进行规范的临床疗效观察和研究，并对其疗效和作用机制运用西医学手段加以证实。以上这些均有力地推动了小儿推拿学术的快速发展。

随着分子生物学、生物力学、蛋白组学等新兴学科的发展和广泛应用，揭开小儿推拿神秘功效必将为期不远。近年来，小儿推拿学科发展日趋完善，全国各高等中医药院校逐渐将小儿推拿从推拿学中独立出来，并编写了系统的小儿推拿学教材，大批小儿推拿专业医生应运而生。随着中医药走向全世界，以及世界各地对"绿色"医疗的需求，小儿推拿这个古老而新兴的学科，必将得到更为广阔的应用和发展，继续为人类的健康和医疗保健事业做出更大贡献。

第三节　现代主要小儿推拿流派介绍

小儿推拿疗法就是在广泛的群众基础上，在长期的实践过程中，因地域、师承等多方面因素，逐步形成的具有独特的操作方法和治疗方法的学派，经世代相传，有了不同的小儿推拿流派。目前影响较大的主要有三字经流派、孙重三流派、张汉臣流派、冯泉福流派、海派儿推、刘开运流派等。

1.三字经流派继承了徐氏推拿流派精华，以李德修为代表。该派手法操作简便、取穴少，提倡"独穴"治病，即取穴少，久推之；认为小儿为"纯阳之体"，生机旺盛，易趋康复，治疗上以清法为主。代表作为《李德修小儿推拿手法》。

2.孙重三小儿推拿流派继承了林氏推拿手法，以孙重三为代表。该派以"十三大手法""四大手法"著称，提倡整体观念，取穴灵活，讲究体穴与手穴有机配伍，辨证加减，灵活多变。代表作为《儿科推拿疗法简编》。

3.张汉臣小儿推拿流派常用穴位仅十余个，手法甚简，常用手法为推、揉、运、分、捏等；认为小儿"稚阴稚阳"，主张辅助正气为先。代表作为《小儿推拿学概要》。

4.冯泉福小儿推拿流派以"捏脊八法"著称，认为"捏脊"能治小儿诸病，通过捏拿督脉，具有经络良性感传、恢复受损脏腑、疏通经络之气的功效。代表作有《小儿捏脊》。

5.海派小儿推拿流派以上海推拿名家金义成为代表。该派在传统手法上融入了具有地域特点的一指禅、内功推拿手法等，以"推拿十六法"著称；提出"通"的概念，通过在痛点的治疗，以达到"通"的目的。代表作有《海派儿科推拿图谱》等。

6.刘开运小儿推拿流派以湖南名家刘开运为代表，该派以"刘氏小儿推拿十法"著称，以推法、揉法为主，拿法、按法为次，兼以摩、运、搓、摇、捏，临床以推五经多用，将五行生克理论运用于辨证治疗过程中。代表作有《中华医学百科全书——小儿推拿学》。

第四节　小儿推拿疗法的优势

一、提高小儿机体抗病能力

穴位与经络的治疗功能，已被下面临床医学所证实。穴位即为经络上的最重要点，通过刺激穴位，就可以起到调整经络气血、平衡阴阳的作用。大量的临床实践证明，小儿推拿确有增强免疫力功能的作用，同时还可以保证小儿气血充盈、食欲旺盛、发育正常等，起到未病先防、防病传变的作用。

二、操作简单，绿色安全

（一）简单易学、方便易行

小儿推拿操作简单，易学易懂，只要按照要求，遵循它的规律，反复操作练习就可以掌握基本方法。

小儿推拿是一种自然疗法，不需要任何器械、药品及医疗设备，只是依靠成人的双手在小儿体表部位施行手法，就可以达到防止疾病的目的。它不受医疗条件的限制，随时随地都可以实施。不仅操作方便，而且节省费用。

（二）见效快、疗效显著

临床证明，小儿推拿对小儿常见病、多发病都有较好的疗效，尤其对于消化系统疾病效果更佳。对许多慢性病、疑难病也有比较好的疗效。

（三）绿色安全

只要对疾病诊断正确，依照小儿推拿的操作方法合理进行施治，一般不会出现不安全的问题。应用小儿推拿疗法治疗疾病，不会出现反弹及任何并发症。小儿推拿在正确操作的前提下，是安全、无任何副作用的。小儿推拿是一种单纯的手工理疗手法，治疗中避免了某些药物的不良反应或毒副作用，同时也纠正了药物产生的不良反应或危害，是一种有利无害的治疗方法，完全符合当今医学界推崇的"无创医学"和"自然疗法"的要求。

（四）治病去根、不易复发

慢性病复发的根本原因是疾病所涉及的脏腑或气血功能下降情况。推拿疗法根据中医基本理论，对于易反复发作的慢性病，都可以针对病因，通过手法施术，加强气血循环，恢复其脏腑功能，所以能达到治病去根的目的；对于急性病，其机体功能没有太大损失，加之按摩过程注意了功能的调治，更不会遗留病根；对于反复发病者，可因对人体体质的调补减少再发机会。小儿推拿对于身体虚弱者，不仅可以治愈已发疾病，同时也提高了免疫功能及健康水平。

（五）小儿易于接受

儿童生病应用其他疗法治疗时，小儿可能会遭受痛苦，经常给疾病治疗带来麻烦；同时，也会因小儿不能和医生配合而影响疗效。应用小儿推拿疗法，小儿不会有任何痛苦感，甚至会感觉是一种享受，能够消除在疾病治疗过程中的恐惧心理。

（六）家庭预防保健

小儿推拿除了有良好的治疗效果外，还有非常好的保健效果。经常给孩子做保健推拿，可以增强小儿体质，提高小儿的抗病能力，非常适用于小儿家庭的预防保健。

第二章

小儿推拿疗法基础知识

　　小儿推拿学是中医儿科和推拿学相结合的产物，在中医基础理论指导下，根据小儿的生理病理特点，运用一定的手法作用于小儿一定的部位和穴位，以防治儿科疾病，保健儿童身心和促进儿童生长发育的一门中医外治疗法。

　　小儿推拿学是关于小儿推拿疗法的基础知识、基本理论、基本技能和临床应用的一门学科，它包括小儿推拿疗法的基础发生和发展历史、研究手法作用于小儿的基本方法和原理，它探寻了小儿推拿的特征和规律，总结了古今小儿推拿防治疾病、调节体质以及在儿童保健等方面的运用和经验等内容。

　　小儿推拿是传统中医的组成部分，是中医认识小儿生理、病理规律和运用手法防治儿科疾病的独特形式，离不开中医，离不开中医儿科体系。传统中医理论知识是小儿推拿收集病历、辨识证候、分析病机、确立治疗方案的根本出发点。

　　小儿推拿还强调从研究对象的生理特点出发，不能把小儿当作成人的缩影。它决定了临床对小儿疾病的认识不能等同于成人。同时，小儿推拿的特定穴位与成人推拿有所不同，成人推拿穴位多为点状，而小儿推拿穴位除点状外，更有线状和面状的不同。此外，小儿推拿的应用在于预防和治疗小儿疾病以及在小儿保健方面。

　　小儿推拿也有自身的特点，这些特点主要表现为手法操作，局部接触，重经络穴位，明脏腑解剖，直接调节气血以及理筋整复等方面。小儿推拿历史悠久，体系完备，适应范围广，疗效奇特，操作简单，无痛苦，深受患儿及家长喜爱，这也是小儿推拿能长期存在的原因之一。

第一节　小儿推拿的基本作用原理

　　小儿疾病多以外感与内伤为主。外感、内伤、杂症的共同致病特征为人体阴阳失调、脏腑气血功能失调、寒热失调、正邪相争等，凡能阻断和逆转发病基本机制的方法就可防治疾病。实践证明，小儿推拿能有效防治儿科疾病。所以，阐述小儿推拿的基本作用原理应从调节阴阳、调节脏腑气血、补虚泻实、适其寒温等方面入手。

一、调整阴阳

阴阳学认为，疾病的本质在于阴阳失调，包括天人阴阳关系失调和人体自身阴阳关系的失调。治疗疾病就是调整这种紊乱的关系直到归于阴平阳秘状态。

二、调整脏腑气血

五脏六腑为人体基本构架，气血是人体的基本物质。生理上，五脏满而不能实，各司其职，相互协调；六腑实而不能满，以通为用，以降为顺。气血生成充足则脏腑平稳运行，分布适宜，出入有常；反之，疾病就是气血失调的反映。

三、补虚泻实

"邪气盛则实，精气夺则虚"，可见"虚"为人体之精、气、血、津液等基本物质不足，"实"为人体内停留和积蓄着不该停留和积蓄的物质。

推拿补泻通过针对人体功能活动状态运用手法进行补泻治疗。凡能提高人体兴奋性，激活经穴，增加脏腑功能为补；凡能降低人体和脏腑的兴奋性，抑制经穴传导，降低脏腑功能为泻。属于补的手法有升阳、提神、促兴奋的作用；属于泻的手法具有降温、镇静、安神抑制的作用。

四、温清有别

寒热是反映基本性质的属性。寒和热可以是指邪气，也可以指机体的功能状态。推拿手法和穴位也有温里散寒和清热泻火之功，适其寒温是小儿推拿治疗的又一作用原理。在小儿推拿中，穴位、手法、介质都是温清有别的，在临床运用中，要根据小儿体质、疾病的特征灵活运用。

第二节　小儿生理病理特点

一、小儿生理特点

小儿生理特点可概括为16个字，即脏腑娇嫩，形气未充；生机蓬勃，发育迅速。"脏腑"即五脏六腑；"娇嫩"即娇小柔弱；"形"是一切有形之体的总称，包括脏腑、四肢、皮毛、五官、筋脉等结构，也包括精、气、血、津液等赖以生存的基本物质；"气"泛指人体各种生理功能活动，如肺气、脾气等；"未充"指不足，也就是小儿内脏和一切形质，质地柔弱，功能亦未健全。小儿经络尚不成熟，运行气血，联系脏腑以及对外界刺激的感应和反应方式等能力较弱，所以小儿的整体适应性、生活能力和自我调节能力也低下。

"生机蓬勃，发育迅速"是指小儿无论是机体的形态结构方面，还是在生理功能方面，都在不断地向着成熟和完善的方面快速发展；且年龄越小，生长速度越快。这种生理特性被古代医家概括为"纯阳之体"，"纯"言其旺盛、迅速；"阳"言其代表生长发育的功能。

二、小儿病理特点

小儿病理特点同样可概括为16个字，即发病容易，传变迅速；脏气清灵，易趋康复。由于小儿特有的生理特点，导致其自护、调节、适应等能力均不足。对外，寒温不能自调，易为六淫所侵；对内，饮食不知自节，易被饮食所伤。由于小儿也不如成人般趋利避害与自我调节，故容易患病，尤其是感冒咳嗽、哮喘、便秘、腹泻等也是小儿时期的常见病和多发病。小儿一旦患病，容易传变。如小儿腹泻，易致亡阴亡阳；感受风寒，常热化；在一日之内，证型数变，且虚实夹杂，不利于小儿疾病的治疗。

脏气清灵，易趋康复，反映了小儿生机旺盛，再生与修复能力强，对外界刺激较为敏感的特性，这是疾病康复的有利条件。小儿易趋康复的原因还与纯阳之体有关，一般小儿病因单纯，未成宿疾且少有忧患等。

第三节　中医四诊特点

望、问、闻、切是中医诊断疾病的主要方法，同时按照八纲和脏腑辨证确定疾病的性质，确定诊断。

但是由于其生理病理特点、生长发育及病情反应均与成人有别，而且婴儿不会言语，年龄较大的患儿也往往不能清楚地述说病情，又因腕部较短，三部不分，加上就诊时常常哭闹，影响脉部、气息，给诊断造成困难，因此古代医家都以望、问为主，闻、切为辅，其他综合证候，运用辨证法则，进行分析辨证。

一、望诊

医生运用视觉对人体全身和局部的一切可见征象以及排出物等进行有目的的观察，以了解健康或疾病状态称为望诊。望诊为四诊之首，望诊的内容主要包括观察人的神、色、形、态、舌象、脉络、皮肤、五官九窍等情况，以及排泄物、分泌物的形、色、质量等。现将望诊分为望神色、望形态、审苗窍、辨斑疹、察二便、看指纹等。

（一）望神色

望神色指观察小儿的精神状态和面部气色。正常小儿二目精彩有神，表情生动活泼，面色红润有光泽，呼吸均匀调和，反之则为有病小儿。在望神色时，以面部望诊尤为重要。面呈白色，多为寒证、虚证；面呈红色，多属热证；面呈黄色，多属体虚或有湿；面呈青色，主寒、主痛、主瘀、主惊；面呈黑色，多为主寒、主痛，或内有水湿停饮。

（二）望形态

望形态是指通过观察病儿的形体和动态来推测疾

病的变化。小儿形体的望诊，包括头颈、躯干、四肢、肌肤、毛发、指（趾）甲。检查时应按顺序观察，凡筋骨强健有力、肌肉丰满润泽、毛发密黑光泽、姿态灵动活泼者，为发育良好，属健康表现。反之多属有病，如头方发少、囟门闭迟，可见于五迟证；囟门凹陷、皮肤干燥，可见于泄泻呕吐大伤津液的婴幼儿。动态望诊可发现不同疾病常有的不同姿态以诊病，如小儿喜伏卧者，为食积或有虫；喜蜷卧而苦恼者，多为腹痛等。

（三）审苗窍

苗窍即五官，为五脏的外候。详察目、舌、口唇、鼻、耳五官的变化，可了解其相关内脏的病变。如心火炽盛，可见舌赤糜烂；肺气壅盛，可见鼻翼扇动；肝火亢盛，可见目赤；脾虚寒则口唇淡白；肾气虚则耳鸣等。

1.察舌象　舌为心之苗，许多心的病证在舌部往往有所反映，且舌通过经络与许多脏腑相关联，所以脏腑的病变，能从舌象上反映出来。望舌，临床主要观察舌体、舌质和舌苔三方面的变化。正常小儿舌体柔软，舌质淡红润泽，舌苔薄白。反之则见于各种疾病，如舌体嫩胖，舌边齿痕显著，多为脾肾阳虚；舌质淡白为气血虚亏；舌苔黄腻为湿热内蕴或乳食内停；热性病而见剥苔，多为阴伤津亏所致。另外还应注意小儿伸舌的姿势。

2.察目　正常小儿两目精彩有神，反之多为病态的表现。如睡时眼睛不能闭合多属脾虚；若二目转动呆滞或二目上窜，均为惊病之征。

3.察鼻　流清涕伴鼻塞，为风寒感冒；流黄浊涕，为风热感冒或感冒经久不愈；鼻翼翕动，为肺气闭塞所致。

4.察口　主要观察唇、齿、咽及口腔黏膜。如唇色淡白是气血虚亏；牙齿过期，迟迟不出，多为肾气不足；咽痛微红且伴灰白色假膜而不易拭去者，多为白喉；二颊黏膜有白色小点，周围红晕，为麻疹黏膜斑。

5.察耳　小儿耳丰垂厚色润，是先天肾气充沛的表现。反之则属病态或肾气不足。

6.察二阴　指前阴和后阴。前阴指生殖器和尿道口，后阴指肛门。常见的疾病表现有：男孩尿道口发红瘙痒，小便淋沥热痛，属湿热下注。女孩前阴红而湿，为湿热下注的表现。

（四）辨斑疹

斑疹是温病过程中出现的皮疹，因斑与疹常伴随出现，统称斑疹。斑点大成片，有触目之形，无碍手之质，压之不退色。疹点小成琐碎小粒，形如粟米，高出皮肤，抚之碍手。小儿发疹的疾病较多，如疹色暗红，先稀后密，先头胸后四肢，多见于麻疹；疹小淡红稀疏，发和收都快者，可见于风疹。

（五）察二便

大小便的变化，对诊断小儿疾病有一定意义。正常新生儿大便呈糊状，每天1~3次，正常小儿大便色黄而干湿适中，反之则为疾病表现。如大便燥结，多为内有实热或阴虚内热；大便稀薄，夹有不消化食物的，为内伤乳食；大便呈果酱色并伴阵发性哭吵，常为肠套叠。小便清长量多者，多为寒证或肾阳亏损。

（六）看指纹

察看指纹是中医对小儿疾病诊断的一种独特方法，主要用于3岁以内的小儿。指纹，是指小儿食指掌面靠拇指一侧的一条青筋，按指节由近及远可分为风、气、命三关。正常小儿的指纹多数应该是淡紫隐隐而不显于风关之上的，发生疾病时，指纹的浮沉、色泽、部位等都能随之而发生变化。指纹的浮沉：浮主表，沉主里；指纹的色泽：红主寒，紫主热，青主燥，紫黑为热邪深伏、郁闭血络、病情危重；指纹颜色的深浅：淡主虚，滞主实，指纹颜色偏浅多属于虚证，指纹颜色偏深或便暗多属于实证；指纹的部位：指纹现于风关则病轻，现于气关则病重，现于命关则病情危重，如果透关射甲病情多危重。看指纹为一种辅助诊断方法，但临床如果出现指纹与症状不符合时可以遵循"舍纹从证"的原则，以确保疾病诊断的正确性。

二、闻诊

闻诊是医生运用听觉和嗅觉来诊断疾病的方法。

听主要是听小儿的啼哭、咳嗽、语言等声音，而嗅主要嗅口气、大小便气味等。

（一）啼哭声

啼哭是小儿的一种"语言"。小儿会用不同的哭声表达饥饿、口渴、睡觉或尿布潮湿，当需要被满足时哭声也就停止了。如饥饿的哭声多绵长无力；哭叫拒食且伴流涎烦躁，多为口疮。总之小儿哭声以洪亮为实证，哭声微细而弱为虚证。

（二）咳嗽声

咳嗽轻扬，为外感风寒；咳声重浊，为外感风热；干咳无痰，多属肺燥；咳声重浊连续不已并有回声者，为顿咳。

（三）语言声

正常小儿语言以清晰响亮为佳。

（四）嗅气味

主要是通过嗅口气、嗅大便、嗅小便的气味来辨别疾病的方法。如口气臭秽，嗳气酸腐，多为伤食；大便酸臭而稀，多为伤食；小便短赤，气味臊臭为湿热下注；小便清长，常为脾肾阳虚。

三、问诊

问诊是采集小儿病情资料的一个重要方法。由于小儿年龄和表达的局限性，问诊过程主要向家长或保育员询问，年长儿可自己陈述。

（一）问年龄

不同年龄的小儿往往有不同的疾病。如诊断脐风、胎黄等多见于1周内新生儿，遗尿则发生在3岁以上小儿，麻疹大多发生在出生后6个月的婴幼儿。

（二）问病情

1.问寒热　寒热是相对发热和怕冷而言的。不同的表现可以反映不同的疾病，如恶寒发热无汗的，多为外感风寒；寒热往来，为邪在半表半里的少阳证等。

2.问汗　小儿的生理特点是小儿较成人容易汗出，一般不属于病态。但是白天稍动即出且汗多者，为自汗，为气虚不固摄；若夜间睡后汗出，为盗汗，是阴虚或气阴两虚；汗出如油淋漓不止，是亡阳虚脱。

3.问头身　不同头痛反映了不同的病情。如恶寒发热头痛者为外感风寒；头痛呕吐，高热抽搐，为邪热入营。

4.问二便　主要询问大便的次数、质地和形色及小便的量和气味等。新生儿大便次数较多，每天3～5次是正常的。其他方面如质地、次数、形色及量和气味改变等也会反映出不同的疾病，如大便次数多且稀薄的，为脾不健运；大便次数多有赤白黏胨的，为湿热积滞；小便清长，为肾阳虚亏，下元不固。

5.问饮食　包括纳食和饮水两方面。正常小儿能按时按量进食，若不思乳食，或进食不多，为脾胃薄弱；腹胀满不思饮食伴口臭，为伤食积滞；能食而便多不化，形体消瘦，见于积滞证。在饮水方面，若渴喜饮冷，则为热证；渴喜热饮，或口不渴，则为寒证。

6.问胸腹　患儿胸腹部的感觉，在诊断时有一定意义。如胸胀满而频咳，为风邪束肺；心悸胸闷，头晕乏力，五心烦热，常为心之气阴不足；腹痛隐隐，能触及条索状东西且以脐周为主，见于蛔虫证。

7.问睡眠　小儿的正常睡眠是年龄越小，睡眠时间越长。但是临床上有食积、虫积、受惊时容易影响睡眠。痰蒙清窍时容易导致嗜睡和昏睡。

（三）问个人史

个人史包括生产、喂养、发育、预防接种史等。要问清是否是足月、顺产，孕期母亲的营养和健康情况，以及喂养方式和辅助食品添加情况等。

四、切诊

切诊包括脉诊和按诊两个方面，也是诊断儿科疾病的辅助手段之一。

（一）脉诊

小儿脉诊较成人简单，主要有浮、沉、迟、数、有力、无力六种基本脉象，以辨别疾病的表里、寒热、虚实。浮脉轻按即能触及，多见于表证；沉脉重按才能触及，多见于里证；迟脉的脉搏迟缓，来去极慢，一息五六次以下，多见于寒证；数脉的脉搏频速，来去急促，一息六七次以上，多见于热证。有力者为实证，无力者为虚证。

（二）按诊

按诊包括按压和触摸头颈、四肢、皮肤、胸腹等。

1.头囟 正常小儿前囟闭合时间是 12～18 个月，后囟闭合时间是 3～4 个月。囟门迟闭者，为肾气不足；囟门凹陷，常见于呕吐、泄泻大量丢失水液；囟门高凸常见于脑积水等；囟门不能按时闭合，头缝开解，则为解颅。

2.四肢 四肢厥冷，多属阳虚；四肢挛急抽动，多为惊风之征。

3.皮肤 从皮肤的状况了解寒、热、汗的情况。如肌肤冷汗多者，多为阳气不足；肌肤热无汗者，多为实热、高热所致；手足心灼热为阴虚内热。

4.胸腹 胸肋处触及串珠，多见于佝偻病。若左胁肋下按之有痞块，属脾肿大；右胁肋下按之有痞块，属肝大。正常小儿腹部柔软温和，腹痛喜温喜按，按之痛减为虚痛、寒痛；腹痛拒按，按之胀痛加剧为里实腹痛；脐周疼痛，有条索状包块，多属蛔虫证；形瘦，腹胀青筋显露，多为疳积。

第四节 小儿推拿辨证论治特点

一、病因特点

引起小儿发病的病因与成人大致相同，由于小儿具有自身的生理特点，所以小儿对不同病因发病的情况和易感程度与成人有明显的差别。小儿病因以先天因素、外感和内伤居多。先天因素是儿科特有的病因，情志、意外和其他因素也值得注意。在小儿自身的群体中，不同年龄对不同病因的易感程度也不同，如年龄越小对六淫邪气的易感程度越高，年龄越小因乳食而伤的情况越多等。

（一）外感因素

小儿外感因素包括外感六淫之邪和疫疠之邪两方面。

1.小儿为稚阴稚阳之体，脏腑娇嫩，冷暖不知自调，易被六淫邪气所伤。小儿肺常不足，卫外功能较成人为弱，易被风邪（风热、风寒）所伤，产生各种肺系疾病。小儿易被燥邪、暑邪所伤，形成肺胃阴津不足、气阴两伤病证。小儿纯阳，六气易从火化，小儿伤于外邪以热性病证为多。

2.疫疠是一类具有强烈传染性的病邪，其引发的疾病有起病急骤、病情较重、症状相似、易于流行等特点。小儿为稚阴稚阳之体，形气未充，抵御邪气的能力较弱，是疫疠邪气所伤的易感群体，容易形成疾病的发生与流行。

（二）内伤因素

小儿内伤因素多为乳食所伤。喂养应遵循有序、有时、有节，如喂养不当、初生缺乳、未能按期添加辅食、任意纵儿所好喂食、饮食营养不均衡、饮食不洁均会导致脾胃病证。如过食寒凉易伤脾阳；过食辛热易伤胃阴；过食肥甘厚腻易伤脾（脾运受损）；乳食偏少可致（脾虚）气血生化不足；乳食过多又可导致脾胃受损。另外，小儿缺乏卫生知识，易于误食一些被污染的食物，引发肠胃疾病，如吐泻、腹痛、寄生虫病等。

（三）先天因素

先天因素即胎产因素，是指小儿出生之前已作用于胎儿的致病因素。如儿在母体孕育期间，因先天禀受不足，致出生后智能低下、肢体软弱等发育障碍症状的，称为"胎弱"。遗传病因是小儿先天因素中的主要病因，父母的基因缺陷可导致小儿先天畸形、生理缺陷或代谢异常等。另外，妊娠妇女饮食失节、情志不调、劳逸失度、感受外邪、房事不节等，都可能损伤胎儿而为病。

二、辨证特点

儿科常用辨证方法，自宋代钱乙提出肝主风、心主惊、脾主困、肺主喘、肾主虚的五脏辨证纲领之后，历代医家在此基础上不断进行应用和发展。目前，儿科辨证方法应用八纲辨证、脏腑辨证、卫气营血辨证、六淫疫疠辨证、气血痰食辨证等，其中以前两种最为常用。

（一）八纲辨证

表里、寒热、虚实、阴阳八纲辨证是辨证的总纲。

表里是辨别疾病病位的纲领；寒热是辨别疾病性质的纲领；虚实是辨别人体正气强弱和病邪盛衰的纲领；阴阳是辨别疾病性质的总纲领。八纲辨证用于各类儿科病证之中，诸如各种外感热病和内伤杂病。治疗大法的选择，如解表治里、祛寒清热、补虚泻实、调和阴阳等，都需要在八纲辨证的基础上进行确定。

（二）脏腑辨证

脏腑辨证是运用藏象学说的理论对患者的病证表现加以归纳，以辨明病变所在脏腑及其性质的辨证方法。脏腑辨证以五脏、六腑、奇恒之腑的生理功能、病理特点为临床分析辨证的依据。因此，临床上采用脏腑辨证分证施治，是小儿推拿疗法的治疗基础。

1.脾胃病证的辨证思路　脾与胃同属中焦。二者经络相连，构成表里关系。脾主运化，其气升，喜燥恶湿；脾主统血、主四肢；脾在体和肌肉、开窍于口、其华在唇、色黄而应土。胃主收纳，主通降。脾胃为后天之本。其中，脾主运化是脾胃生理功能的基础，具体表现为运化水湿和运化水谷。由于运化水谷包括了对饮食物的受纳、腐熟，气血的化生和糟粕的排泄的全过程，故中医将脾胃称之为"气血生化之本"和"后天之本"。相对于小儿对气血的需求，脾胃运化功能相对不足，于是，古人提出了"脾常不足"的观点。

（1）运化与升清功能失常：①气血生成不足：表现为脾胃功能低下、贫血、全身虚弱、发育迟缓、毛发唇甲不荣、虚劳、少气、倦怠、懒言等；②积滞：主要为饮食停滞，或发展成为痰饮、气滞、血瘀等；③自身运化功能失调出现胃肠道症状：如恶心呕吐、腹胀腹泻、便秘等；④脾气不升，脏气不固：表现为各脏腑及器官位置下垂或头昏、乏力、动辄喘咳、久泻等中气不足之证。

（2）脾不统血：脾统血的功能体现在统摄血液，使血行脉中，不溢出脉外，其为病主要表现为各种慢出血，如尿血、便血、紫癜等。

（3）肌肉四肢不荣：①水湿内停：表现为肢体困重、头重如裹、肥胖、懒动；②肢体失养：消瘦、四肢无力、痿病；③窍道与口唇受累：脾开窍于口，其华在唇，人之食欲、口味、口唇色泽变化可反映脾之功能。若脾胃功能健旺，则食欲好，口中和，口唇红润；反之，脾不健运，湿浊内生，则食欲不振、口淡乏味、口腻、口甜、唇色无华。

2.肺系病证的辨证思路 肺居于胸中，在五脏中位置最高，与大肠相连，互为表里。肺的质地柔嫩清虚。主要功能是主气，司呼吸；朝百脉，主治节；主宣发与肃降。肺开窍与鼻，肺气上出于咽喉，外与皮毛相合，是人体之华盖与藩篱，外界的气候变化最先影响肺，因此中医称肺为"清虚"之脏为"娇脏"。

（1）气失所主，呼吸失调：①全身气机失调：如心悸、气短、少气不足以息、声怯气低、善太息、胸闷、头疼、头晕等；②呼吸失调：表现为咳嗽、喘证等。

（2）肺气失宣：①肺失清肃：出现咳嗽、气急、
哮喘、咽喉不利、鼻炎等；②肺卫失调：易反复感冒
或者患各种过敏性疾病。

（3）肺失肃降：①成痰、成饮：肺失肃降，水液
不能敷布全身，聚而为痰为饮，因而古人成肺为"储
痰之器"。临床上胸痛、胸闷、咳嗽、气喘、不能平卧
及各种痰涎等可考虑为肺病与痰饮；②肃降无力，水
溢皮肤，形成水肿；③鼻窍失养：表现为不知香臭，
嗅觉减弱，鼻干燥，流涕不止等。

3.心系病证的辨证思路　心居于胸中，具有藏神
和主血脉的功能；心开窍于舌，在体为汗，其华在面，
其色赤而应火。古人认为"神为心之舍"，即"神舍
于心"。心主神明功能正常，则人充满活力，睡眠安
稳，思维不乱，意识清醒。血脉为心所主，血脉连于
心，分布全身，无处不有；既保证血液的运行与分布，
又维持生命运行的根本保证。心为火脏，自我控制能
力差，易喜、易怒、易惊，故古人认为"小儿心常
有余"。

（1）神明无主：①整体生命活动降低：倦怠、乏
力、神疲、心累、心慌、气短，适应性差等，以及因
脏腑功能低下而出现的与循环、水液代谢、生殖、内
分泌等异常有关的病证；②神失所主：妄语，痴呆，
智障，脑瘫，痰火扰心则见夜啼、惊叫、不能自主等；
③神不守舍：睡梦中突然惊醒，夜啼，注意力不集

中等。

（2）血脉失其所主：①虚证：头昏，头晕，紫癜等，并可见心悸，心慌，指纹淡，脉虚等；②实证、瘀证：痛症，痹病，真心痛，四肢不温，唇色青紫，舌质淡或紫，可见迟、涩、代等脉，指纹滞。

（3）汗之异常：①气随汗泄，阳随阴亡：自汗，动则汗出，冷汗淋漓；②阳虚内热：盗汗；③汗出不畅：高热，烦躁等。

（4）心火下移小肠：引发小便频数，尿赤，尿痛等。

（5）舌为心之苗：中医学认为舌为心之苗，凡舌体病变等可从心功能失常去辨证，如口舌生疮，口腔溃烂，舌体红肿赤痛等。

4.肝系病证的辨证思路　肝位于胁下，络胆，其经络绕阴器，布于两胁，向上连于目；肝主疏泄，藏血；在体合筋，开窍于目，其华在爪，气色清而应风。肝之疏泄包括调畅气机，调畅情志，疏泄胆汁以助消化。小儿肝气条达，则情绪正常，不抑郁，不烦躁。肝为将军之官，胆为少阳春生之气，其性多风。由于小儿如春天草木，生长发育迅速，患病又多动，多惊风，古人谓"小儿肝常有余"。

（1）肝不藏血：①各种血症，如咳血，便血，流鼻血等；②肝脏本身及形体官窍失养，出现如右胁下隐隐作痛，双目干涩，夜盲，近视，肢体抽动，肢体麻木，屈伸不利等病证。

（2）肝失疏泄：①不能疏泄气机以调节情志；②情志失调可见小儿遗尿、夜啼、胆怯等症状，可多见于多动症、自闭症、抽动秽语综合征等；③疏泄胆汁助消化功能失调，多影响脾胃，见于小儿厌食、腹泻、便秘等病证。

（3）筋失所养，筋脉拘急：可见于多动、肢体屈伸不利、麻木、手足震颤，甚至角弓反张等，故有"诸风掉眩，皆属于肝"。

（4）目窍不荣：各种目疾主要从肝论治，若肝血不足，则近视，弱视，视物不清，两目干涩；肝火上炎则目赤肿痛等。

5.肾系病证的辨证思路　肾与膀胱互为表里，藏精，主生殖和生长发育；统摄一身之水液；主纳气；主骨、生髓、通于脑；其华在发，其色黑，应水。古人谓"小儿肾常不足""肾无实证"。

（1）精失所藏：①先天发育不全，如脑瘫，各种先天缺陷等；②身体发育迟缓，如矮小、五迟五软等；③智力发育迟缓；④头发病变：由于发为血之余，精不化血，故出现头发发育不良，如头发稀疏、脱落等。

（2）肾主骨、生髓、通于脑的功能异常：①骨髓不满：见骨骼脆弱无力，走路不稳，身高不达标，生长发育迟缓。由于"齿为骨之余"，牙齿的生长赖于肾中精气充养，若肾中精气充足，则出牙有序，牙齿坚固，亏虚则出牙过晚，容易脱落，或牙齿变形等。②脑髓不满：夜啼，二便失调，反应迟钝等。③肾不纳气：出现呼多吸少，吸气困难。小儿久咳、久喘及哮喘反复发作，当从"肾不纳气"论治。④大病、久病必穷及肾：其他脏腑病变，如病势骤急，发展迅速，或一般疾病长期未愈，最终可能影响肾。

三、治疗特点

小儿疾病的治疗法则与成人基本一致，小儿生理病理特点决定了其在具体治疗过程中具有的许多特点。

（一）治疗要及时、正确和审慎

由于小儿为稚阴稚阳之体，发病容易、传变迅速、易虚易实、易寒易热，而且脏腑娇嫩、形气未充，因此及时、准确的治疗是非常重要的，同时用药必须审慎，以免损伤其稚嫩之正气。

（二）处方要轻巧灵活、中病即止

小儿脏气清灵、随拨随应，在治疗时，要根据病儿的体质特点、病情轻重及脏腑功能灵活运用。对于大苦、大寒、大辛、大热、峻下、毒烈之品，均当慎用。即便有是证而用是药，也应中病即止，或衰其大半而止，不可过剂，以免耗伤小儿正气。另外要运用"急则治其标，缓则治其本"及"标本兼治"的原则，注意抓住疾病的主要病机。

（三）注意顾护脾胃

患病后注重调理脾胃是儿科的重要治则。小儿的生长发育，全靠后天脾胃化生精微之气以充养，疾病

的恢复依赖脾胃健运生化，先天不足的小儿也要靠后天来调补。儿科医师应重视小儿脾胃的特点，处处顾及脾胃之气，切勿使之损伤。

（四）重视先证而治

由于小儿发病容易、传变迅速，故应见微知著，先证而治，挫病势于萌芽之时，挽病机于欲成未成之际。尤其是外感热病，病情发展迅速易变化，医生更应先发制病，药先于证，先证而治，顿挫病势，防止传变，达到治病防变的目的。在用补益的同时，应注意兼以消导，免生中满；在用攻下剂时，注意扶正，免耗正气；在用温热药时，注意病情热化应稍佐以寒凉；在用寒凉药时，应防止中寒内生适当佐以温热，此皆属先证而治之例。

（五）不可乱投补益

补益之剂对体质虚弱的小儿有增强体质，助长发育的作用。但是由于药物多有偏性，有偏性即有偏胜，故虽补剂也不可乱用。健康小儿不必靠药物来补益，长期补益可能导致性早熟。或者小儿偶受外邪，或痰湿食滞，未能觉察，若继续服用补益之剂，则是闭门留寇，邪留不去，为害不浅，故补益之剂切不可滥用。

（六）掌握用药剂量

小儿用药剂量常随年龄大小、个体差异、病情轻重、方剂的组合、药味多少、医师的经验而异。由于小儿服药时常有浪费，所以中药的用量相对较大，尤其是益气健脾、养阴补血、消食和中一类药性平和之剂更是如此。但对一些辛热有毒、苦寒攻伐和药性猛烈的药物，如麻黄、附子、细辛、乌头、大黄、芒硝等，应用时则需要注意。为方便计算，用药量可参照如下比例：新生儿用成人量的1/6，乳婴儿用成人量的1/3，幼儿用成人量的1/2，学龄儿童用成人量的2/3或接近成人用量。但若病情急重则不受此限制。

第五节　小儿推拿治疗概要

一、小儿推拿的特点

小儿推拿辨证是在四诊八纲的基础上进行的。在四诊中，乳儿不会说话，因此问诊常是间接的，较大儿童虽能言语，但也往往不能确切诉说病情，加之婴儿气血未充，经脉未盛，脉象难凭，闻诊虽能反映一些情况，但也不够全面。只有望诊不受条件限制，反映病情比较可靠，特别是小儿指纹的望诊，尤应重视。

由于小儿发病以外感病和饮食内伤居多，临证以阳证、实证、热证为多，因此在推拿治疗上常以解表（推攒竹、推坎宫、推太阳、拿风池等）、清热（清天河水、退六腑、推脊等）、消导（推脾经、清大肠、揉扳门、揉中脘、揉天枢等）为多。小儿推拿的穴位除常用的少数经穴、奇穴外，多数穴位为小儿特定穴位，除点状穴位外，还有线状和面状之不同。点状穴位如精宁、威灵、一窝风、小天心等，线状穴位如天河水、三关以及六腑等，面状穴位腹、脐、八卦等，多分布在两肘以下，给临床治疗带来了很多方便。

小儿脏腑娇嫩，形气未充，肌肤柔弱，手法要求轻柔深透，适达病所而止，因此要很好地进行手法的练习。手法练习的方法较多，但小儿推拿手法练习以进行人体操作为主，大多数可参考成人推拿手法的练习方法。小儿推拿手法操作的时间，一般来说以推法、揉法次数为多，而摩法时间较长，掐法则重、快、少，在掐后常继用揉法，而按法和揉法也常配合应用。掐、拿、捏等较强刺激手法，一般应放在最后操作，以免刺激过强，使小儿哭闹，影响之后的操作治疗。

二、小儿推拿的操作顺序

小儿推拿操作顺序一般有3种方法，可根据临床情况灵活应用。①先推头面部穴位，依次推上肢、胸腹、腰背、下肢部穴位。②先推主穴，后推配穴。③先推配穴，后推主穴（如捏脊等）。不管采用哪种方法，无论主穴、配穴，应该先运用轻柔手法（如揉、摩、运、推等），而如掐、拿、捏等强刺激手法，应最后操作，以免引起患儿哭闹，影响操作和治疗效果。另外，上肢部穴位，不分男女，可根据习惯或操作方便情况选左手或右手，一般选一侧即可。还可根据病情轻重缓急和患儿体位，决定推拿的操作顺序，如胃热呕吐，可先推颈项部天柱骨，再推上肢板门、清大肠等。总之，治疗时应根据具体情况灵活掌握操作顺序。

三、小儿推拿的注意事项

（一）推拿室的要求

应选择避风、避强光、安静的房间，室内要保持清洁卫生，温度适宜，保持空气流通，尽量减少闲杂人员走动，推拿后注意保暖避风寒，忌食生冷。

（二）操作人员要求

从事中医儿科外治工作并取得执业医师资格证的医务工作者，经过规范化培训并取得小儿推拿师资格证的工作人员。应熟悉小儿生理、病理及相关解剖知识，具有一定的中医理论基础，并熟练掌握小儿推拿手法和穴位操作，才能保证小儿推拿的安全性和有效性。态度和蔼，耐心仔细，密切观察小儿的反应，必要时请相关科室会诊，以免延误病情。操作前后要认真清洗双手，避免交叉感染。不能佩戴戒指、手镯、手表等饰物，修剪指甲，保持指甲圆滑，以免损伤小儿柔嫩的肌肤。天气寒冷时，保持双手温暖，以免增加小儿的不适。

（三）推拿具体操作

推拿的时间，应根据患儿年龄大小、病情轻重、体质强弱及手法的特性而定，一般不超过20分钟，亦可根据病情灵活掌握，通常每日治疗1次，高热等急性病可每日治疗2次。

推拿操作上肢部穴位习惯只选推一侧，无男女之分。其他部位的双侧穴位，两侧均可治疗。

（四）推拿介质

治疗时应配合推拿介质，如滑石粉等，其目的是润滑皮肤，防止擦破皮肤，又可提高治疗效果。

（五）推拿注意事项

小儿过饥过饱，均不利于发挥推拿疗效，最佳的小儿推拿时间宜在饭后1小时进行。在小儿哭闹时，应先安抚小儿，之后再进行推拿治疗。推拿时应注意小儿体位，以使小儿舒适为宜，既能消除小儿恐惧感，又要便于临床操作。

四、推拿手法的基本要求

（一）轻快

"轻"指力度，"快"指频率。小儿肌肤柔弱，脏腑娇嫩，不耐重力，用力必须轻。因为用力轻，所以想要在短时间内达到刺激量，就要求必须快。轻快由小儿体质状态和推拿特性所决定。小儿推拿手法要求轻而不浮，频率一般为每分钟160~200下。轻手法虽然刺激量弱，但频率快，连续不断作用于经穴，量的积累最终会产生质变，实现刺激穴位的效果，从而发挥治疗作用。

（二）柔和

柔和是一种境界，更是一种状态。需要熟练掌握了某种手法或者长期运用某种手法之后才可达到，柔和和力度轻重有关，但柔和不代表轻手法，重手法同样可以表现出柔和。手法柔和是小儿推拿手法的基本要求，也是获取疗效的保证。要想达到这种境界，必须反复的理论学习，多实践操作，多感悟才能达到。

（三）平稳

手法平稳是指推拿手法的变化和幅度要保持一致。每一种手法的力度、频率、幅度等均波动在一定范围内。一方面是指操作时切忌频率忽快忽慢，力度忽轻忽重，幅度时大时小。另一方面是指在操作时，手法转换之间不能太突然，如临床常将摩法、推法、运法等类似手法先按顺序操作，将捏脊、拿肚角等大幅度手法放到之后操作。

（四）着实

"着"指吸附的含义，"实"即实在的意思。"着实"需要对小儿体位和小儿推拿部位加以固定。需要连续不断的刺激，需要一定的力度。判断手法是否着实，可以根据推拿时局部皮肤温度、皮肤柔软程度、皮肤色泽和指下胃肠蠕动等感觉进行参考。

五、小儿推拿的适应证与禁忌证

小儿推拿疗法的对象一般是12岁以下的小儿，尤其适用于3岁以下的婴幼儿，年龄越小，效果越好。

（一）小儿推拿的适应证

小儿推拿适应证较广，常用于感冒、咳嗽、发热、腹痛、腹泻、呕吐、咽炎、肥胖、消化不良、少食厌食、疳积、哮喘、支气管炎、夜啼、惊风、肌性斜颈、脑瘫、佝偻病、近视、盗汗、脱肛、湿疹、跌打损伤等治疗，并可用于小儿保健与预防。

（二）小儿推拿的禁忌证

虽然小儿推拿操作安全，运用广泛，但也有一些不宜推拿的禁忌证应予以注意。

1.各种皮肤病患处、皮肤破损（烧伤、烫伤、擦伤、裂伤等）、皮肤炎症、疔疮、疖肿、脓肿、不明肿块，以及有伤口瘢痕等。

2.有明显的感染性疾病，如骨结核、骨髓炎、蜂窝组织炎、丹毒等。

3.有急性传染病，如猩红热、水痘、病毒性肝炎、肺结核、梅毒等。

4.有出血倾向的疾病，如血小板减少性紫癜、白血病、血友病、再生障碍性贫血、过敏性紫癜等，以及正在出血和内出血的部位应该禁用推拿手法，手法刺激后可导致再出血或加重出血。

5.骨与关节结核和化脓性关节炎局部应避免推拿，可能存在的肿瘤、外伤骨折、脱位等不明疾病。

6.严重的心、肺、肝、肾等脏器疾病。

7.有严重症状而诊断不明确者慎用。

以上的禁忌证多指不适宜采用推拿疗法的小儿病证，在针对适应证治疗时，要注意手法的力度、方向等，如果应用不当也会出现一些意外和危险，所以要求推拿医师熟悉小儿的相关解剖和病理知识，熟练掌握小儿推拿手法，才能保证小儿推拿的安全性和有效性。

六、小儿推拿常用介质

（一）粉剂

粉剂是小儿推拿临床过程中较常用的介质，包括一些具有药物作用的粉剂，如可以润滑或可以清热渗湿、止痒等。常用的粉剂除滑石粉外，还有爽身粉、痱子粉，以及家里常用的淀粉等。在使用粉剂时需要避免粉剂进入到小儿眼睛口鼻之中，对于喜欢吮指的小儿来说，操作完毕后及时将手部残留的粉剂擦干净，避免小儿误食。

（二）汁剂

常用的推拿汁剂有姜汁、葱汁、蒜汁等，使用时要根据小儿不同情况来进行使用。

1.生姜汁　选用适量新鲜生姜汁，洗净、切碎、捣烂、取汁，加入少量清水应用。生姜具有解表散寒、温中止呕、温肺止咳的作用，可以用于风寒感冒、胃寒呕吐等。

2.葱白汁　取适量葱白，洗净、切碎、捣烂、取汁，加少量清水应用。葱白具有发汗解表、散寒通阳的作用，可用于风寒感冒。

3.大蒜汁　大蒜洗净、捣烂、取汁，加少量清水应用。大蒜具有温中健脾、杀虫止痒之功效。

4.鸡蛋清　把生鸡蛋打一个小洞，然后倒置，取渗出的蛋清使用。可用于消化不良、热性病，或久病后期烦躁不眠、手足心热等病证。

（三）油剂

1.凡士林　具有润滑皮肤、减少摩擦的作用。可用于小儿身体各个部位，对粉剂过敏的小儿是很好的选择。

2.清凉油　具有提神醒脑、止痛止痒的功效。当小儿出现中暑、头晕、呕吐等症状时，可使用清凉油在头面部进行局部操作。

3.麻油　即食用麻油。可适用于小儿身体各部位推拿，具有润滑除燥作用，也可在使用刮法时，用（汤勺、铜钱等）器具的光滑边缘蘸油，刮至皮下瘀血。常用于治疗痧气。

第三章
小儿推拿疗法常用手法

　　小儿推拿手法与成人推拿手法既有相同之处，又有其独立于成人手法的地方。通常指对1、2周岁以内的小儿进行推拿治疗的手法，包括单式和复式手法两种。单式手法是最常用的基础手法，复式操作法是一种组合式操作手法，为小儿推拿所特有的手法，其理论基础源于小儿特定穴。小儿穴位具有点、线、面三方面特点，因此决定了小儿推拿手法中复式操作法的产生和运用，同时也决定了小儿推拿手法和小儿穴位两者密不可分的关系，故小儿推拿谈手法就必论穴位，反之亦然。

　　小儿的生理病理特点决定了小儿推拿手法技术方面的要求，操作时必须做到轻快柔和、平稳着实、补泻分明。小儿推拿常用手法与一些成人推拿手法在名称、操作、动作要领等方面并无严格区分，如揉法、掐法、擦法、捏脊法等，只是在手法运用时，其刺激强度、节律、速率等方面存在差异。且小儿推拿治病十分重视补泻，"虚者补之，实者泻之"是推拿治疗的基本法则。

第一节　单式手法

小儿推拿常用手法为单式手法，种类较多，有些手法与成人推拿手法相似，但在具体操作时却不尽相同。现将常用单式手法分述如下。

一、推法

（一）直推法

直推法为从某一点起，沿直线推向另一点，做单向直线运动，见图3–1。

【操作要领】上肢放松，肘关节自然屈曲，拇指或食中二指并拢，自然伸直，紧贴皮肤，轻快推动，频率150～180次/分。

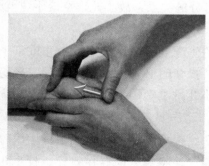

图3–1　直推法

【临床运用】

本手法用于线性穴位的操作，如天门、坎宫、天河水等。

一般穴位操作，上推为温、为补、为升，如推脾经，推上三关；下推为清、为泻、为降，如推下七节骨，退六腑。

（二）旋推法

旋推法为指腹沉着于皮肤表面，做回旋运动，见图3-2。

【操作要领】

前臂摆动，手腕轻抖，指腹着力，着力面呈螺旋形。蓄力于指，用力均匀，避免左右不稳。

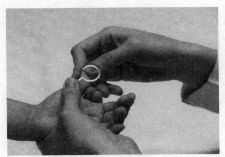

图3-2　旋推法

【临床运用】

本手法用于五指螺纹面的操作，如补脾经、清肝经、补肾经等。

（三）分推法与合推法

分推为沿某一点或穴位，从中心向两旁推动的操作，见图3-3；合推为从两旁向中心某一点或穴位推动的操作，见图3-4。

【操作要领】

两手用力均匀，部位对称，轻快不滞，速度均一，频率120~150次/分。

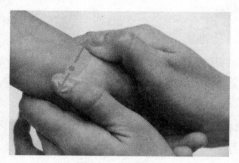

图3-3　分推法

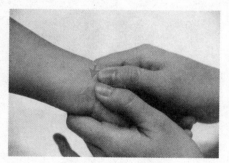

图3-4　合推法

【临床运用】

头面、手腕、背部多用拇指推，腹部可用拇指、多指、大鱼际推。

二、摩法

摩法为用指腹或掌面着力于皮肤表面，做环形运动，见图3-5。

【操作要领】

要贴附皮肤，力度稍轻，不带动皮下组织。轨迹为圆形，手法轻柔，用力均匀，用食、中、无名三指摩时，手指应伸直并拢。

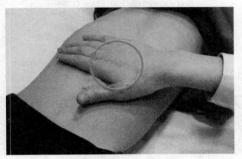

图3-5　摩法

【临床运用】

由于摩法力度较轻，以温补为主，临床主要运用于体虚患儿。摩法古有"缓摩为补，急摩为泻"之说，后多采用逆时针为补，顺时针为泻的规律。临床应根据病情合理选择方向。

三、运法

运法为由一处开始，向另一处做弧形或环形运动，见图3-6。

【操作要领】

运行轨迹要流畅，不可忽然停顿或终止。此法"宜轻不宜重，宜缓不宜急"，频率80～100次/分。

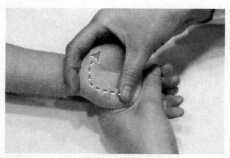

图3-6　运法

【临床运用】

用于弧形或圆形穴位，如内八卦、外八卦、运水入土等。因其可摩擦生热，适用于虚寒证。

四、揉法

揉法是以指或掌为着力点，在皮肤表面做顺时针或逆时针旋转揉动，见图3-7。

【操作要领】

沉肩，垂肘，以腕关节连同前臂做顺时针或逆时针方向的回旋揉动。动作轻快柔和，指或掌吸定操作部位，不可在表面摩擦或滑动，频率150～200次/分。

【临床运用】

揉法轻柔缓和，最能放松，临床常与摩法结合，用掌揉摩，加大了作用范围，增强力度。指揉法常与按法配合，按揉穴位，掌揉法常用于腹部，消散力强，是治疗小儿腹痛、腹胀、积滞、便秘的重要操作手法。

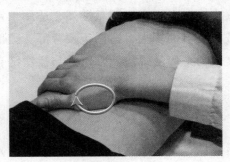

图3-7　揉法

五、按法

用指或掌根着力于皮肤表面或穴位上，逐渐用力下压，按而留之，即为按法，见图3-8。

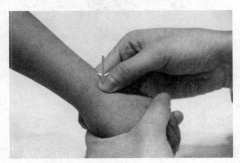

图3-8　按法

【操作要领】

多用指腹和掌根，按压方向为垂直向下。用力要由轻而重，由浅而深，稳而持续，切忌用力过猛，以防伤及患儿。

指按法接触面积小，刺激性强，适用于穴位及痛
点。掌按法接触面积大，适用于腰背部、腹部等体表
面积大又较为平坦的部位。临床常与揉法结合，即为
按揉法。

六、拿法

拇指与食、中两指或其余四指指腹相对，紧捏一
定部位，向上提起，进行一紧一松的拿捏，即捏而提
起谓之拿，见图3–9。

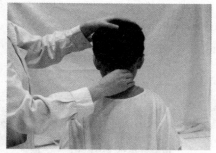

图3–9　拿法

【操作要领】

1.肩臂要放松，以腕关节和掌指关节为主，以指
峰和指面为着力点。

2.拿的时候要将皮肤及深部肌肉都提拿起来，不
可只提拿浅表皮肤。

3.拿取部位要准，指端要相对用力提拿，用力由

小儿推拿疗法

轻到重，不可突然用力。

【临床运用】

1.拿法刺激量较强，具有舒筋通络、解表发汗、镇静止痛之功，主要用于颈项部，如拿风池；肩背部，如拿肩井；腹部，如拿肚角等。

2.拿后需配合揉摩，以缓解刺激引起的不适之感。拿捏不宜过长，次数不宜过多。

七、捏法

捏法，现特指捏脊疗法。捏脊的具体操作方式有两种。

1.拇指与食、中二指对合，夹持住肌肤，拇指在后，食、中指在前，食、中指向后捻动，拇指向前推动，捏至大椎处，见图3-10。

2.手握空拳，拇指指腹与屈曲的食指桡侧对合，夹持肌肤，拇指在前，食指在后，然后拇指向后捻动，食指向前推动，捏至大椎处，见图3-11。

【临床运用】

1.本疗法具有疏通经络、调整阴阳、促进气血运行以及增强机体抗病能力的功效，可作为临床保健要穴。

2.初次捏脊的患儿，手法宜轻，且应最后操作。

3.一般捏脊需要捏3遍以上，捏三提一时，多有皮肤与筋膜剥离声响。

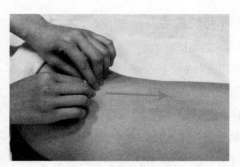

图3-10　拇指在后位捏脊法

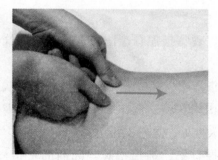

图3-11　拇指在前位捏脊法

八、捣法

有节奏性的敲击施术部位即为捣法。可用指端、食中指关节或掌小鱼际击打，见图3-12。

【操作要领】

1.瞬间作用，快落快起，节奏感强。

2.小儿穴区部位太小，应注意部位的固定和击打的准确性。

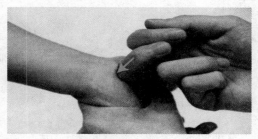

图3-12 捣法

【临床运用】

此手法用于点状穴位、头部、额部，能活络通经、安神定志、醒脑开窍，如捣小天心。

九、掐法

掐法为用指甲按压穴位，又称爪法，见图3-13。

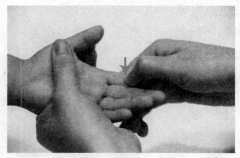

图3-13 掐法

【操作要领】

1.用大拇指指甲固定于施术穴位，垂直向下施力。不要左右扣动而掐破皮肤。

2.指甲不宜过长，用力不要太猛。也不要在同一穴位上反复掐。

【临床运用】

1.接触面积小，用力较重，刺激性强，故临床常用于急救。

2.用于外感，可发汗祛邪。

十、取痧法

取痧法即运用特殊手法作用于患儿皮肤或穴位处，使其出现红色充血点，以治疗疾病的一种方法，见图3-14。

【操作要领】

1.五指弯曲，用两手拇指及食中二指对准穴位，将皮肤夹起，然后松开，一起一落，反复进行，直至出现紫红色充血斑。

2.根据民间的治疗经验，选穴多在前额、前后颈部、前胸部、背部。

3.视病情而定，不宜作为常规治疗手法。

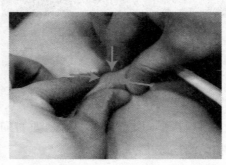

图3-14 取痧法

【临床运用】

此法主要用于治疗痧证，如急性胃炎、肠炎、暑证等。临床上对肺热引起的发热、咳嗽、痰多、咽喉肿痛等症状，此法亦有显著疗效。治疗范围较小，适应证之外的病证不宜使用。

十一、搓法

用双手掌面着力于治疗部位，双手交替来回快速揉搓，并做上下往返移动，称为搓法，见图3-15。

【操作要领】

搓动时双手用力均匀，幅度均等，频率适中，搓动可快，移动要慢。

【临床运用】

1.常用于柱状部位，如四肢、胸胁部。

2.手法温和，可行气顺气，活血化瘀，放松肢体。

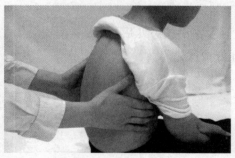

图3-15 搓法

第二节 复式手法

复式操作手法指具有特定手势、步骤、名称和特定主治功用的一类手法。单式手法仅一招一式，穴位单一；复式手法即多法联合，可同时运用多个穴位；单式手法可用于多个穴位和部位；而复式手法既定成俗，只用于特定部位和穴位；小儿推拿手法和成人推拿手法的最大区别，乃在于复式操作手法。

复式手法命名原则：依据操作时动作形象，如苍龙摆尾、猿猴摘果等；依据手法和穴位名称，如运水入土、打马过天河水等；依据主治、功用，如飞经走气等。

一、黄蜂入洞

【操作】左手扶患儿后头部，右手食、中二指置于患儿鼻孔处按揉之。

【功用】发汗解表，宣肺通气，通鼻窍。

【主治】发热无汗，感冒风寒，鼻塞流涕等。

二、猿猴摘果

【操作】以两手食、中二指夹住患儿两耳尖向上提5～8次，再夹住两耳垂向下牵拉5～8次，反复操作，如猿猴摘果状。

【功用】健脾行气，镇惊，消食导滞。

【主治】小儿夜啼、惊风、四肢抽搐、饮食积滞等。

三、水底捞明月

【操作】以左手握持手掌，右手拇指自小指根起，推至小天心处，再转入内劳宫处，一拂而起，犹如手捞之状。也可以将冷水滴入患儿掌心，医者以拇指指腹旋推，一边推，一边吹凉气。

【功用】性寒凉，善于清热。

【主治】小儿发热、五心烦热及各种热证。

四、打马过天河水

【操作】先以一只手拇指运内劳宫，另一只手食、中二指自腕横纹开始，循天河水向上拍打至肘横纹处，以皮肤潮红为度。

【功用】退热，通经络，利关节。

【主治】高热，关节不利。

五、飞经走气

【操作】先用一只手握住患儿四指不动，另一只手四指从曲池穴起，按之、跳起至总筋穴，反复数次。然后一只手固定患儿前臂，一只手握患儿四指，一曲一伸，来回摆动20次。

【功用】行气、清肺、化痰。

【主治】胸闷气喘、咳嗽痰多等证。

六、摇抖肘法

【操作】一只手固定患儿肘部，另一只手拇、食两指插入虎口，握住手掌部，两手协调，上下摇动肘关节，约30次。

【功用】疏经通络，顺气和血。

【主治】脘腹胀满、胸胁疼痛等。

七、按弦走搓摩

【操作】患儿取坐位，双臂抬起，以两掌置于患儿腋下从上而下开始搓摩，直至平肚脐处。如此反复操作约30次。

【功用】宽胸理气，化痰散结，消积滞。

【主治】胸闷咳嗽、痰多、腹胀、大便秘结等。

八、二龙戏珠

【操作】一只手握患儿手部，使掌心向上，前臂伸直，另一只手食、中二指自总筋穴起，以指端交互向前按至曲池穴处，反复操作30次。

【功用】调和气血，镇静安神。

【主治】小儿惊风、夜寐不安等。

九、苍龙摆尾

【操作】用左手固定患儿肘部，右手握患儿四指，两手协调左右摆动如摆尾之状。操作20次。

【功用】退热，开胸，通便。

【主治】发热、五心烦热、大便不畅等。

十、凤凰展翅

【操作】双手食、中二指固定患儿手腕部，双手拇指同时掐精宁、威灵二穴，并上下摆动，如展翅之状。

【功用】开窍，定惊，温肺，定喘。

【主治】惊厥、昏迷、抽搐、痰喘等。

十一、赤凤点头

【操作】医者左手托患儿肘部，另一只手捏患儿中指上下摇动，如赤凤点头状，摇动30次。

【功用】通关顺气，消胀满，定喘息。

【主治】胸闷喘息、积滞、腹胀等。

十二、运水入土与运土入水

【操作】左手握患儿四指，使其掌面朝上，右手拇指从小指根经小天心运至拇指根处，此为运水入土，反之即为运土入水。

【功用】运水入土健脾润肠通便；运土入水清脾胃湿热，利尿止泻。

【主治】便秘、腹泻等。

十三、开璇玑

【操作】分推胸八道，患儿仰卧，医者先用双手拇指自璇玑穴开始，沿胸肋间隙，分推至季肋部；然后下推中脘，从鸠尾向下经中脘推至肚脐部20次；摩腹，以肚脐为圆心顺时针摩腹1分钟；最后下推关元，从肚脐向下推至小腹部20次。此为一遍，操作3~5遍。

【功用】健脾和胃，宽胸理气，化痰平喘。

【主治】恶心呕吐、咳嗽痰多、胸闷气喘、腹痛腹泻、便秘等。

十四、肃肺法

【操作】患儿取坐位，医者两掌相对夹持前胸后背，从上而下，来回搓抹、推揉。

【功用】宽胸理气，肃肺化痰。

【主治】咳嗽痰多、哮喘、咽喉不利等。

十五、抱肚法

【操作】抱患儿坐于医者腿部，医者两手从患儿腋下插入，置于患儿胸前，两手掌重叠，掌心向后，医者两手向后用力挤按，同时配合挺胸、挺腹。从胸部起逐渐向下挤压胸廓、脐以上脘腹、脐下小腹至盆腔此为一遍。操作5~8遍。

【功用】疏通气机，通调三焦，排浊，降气，通便。

【主治】咳嗽、胸闷、痰鸣、便秘等。

第四章
小儿推拿疗法常用穴位

小儿推拿穴位除包含十四经穴、经外奇穴、阿是穴之外，还有属于小儿推拿的特定穴。小儿推拿特定穴不同于经络理论中的特定穴位，具有以下特点。

1.形态上不仅具有点状，还有线状和面状之分。

2.大多数分布在头面、四肢部位，尤其是双手分布最多。

3.前人虽然对小儿推拿特定穴位中部分穴位归属提出了独特的见解，但尚未形成理论系统。

4.部分特定穴虽然归属于十四经穴，但因小儿生理、病理特点的影响，其作用与成人穴位有所不同。

5.其作用原理以经络学说理论为指导。

6.小儿推拿特定穴呈面状分布为多，操作特点是直接作用于皮肤，因此与十二皮部的关系密切。

小儿推拿特定穴的命名依据：根据脏腑命名，如心经、大肠、膀胱等；根据人体部位命名，如五指节、腹、脊等；根据作用功能命名，如端正、精宁等；根据五行学说命名，如脾土、肝木等；根据山谷河流命名，如山根、洪池等；根据建筑物体命名，如天庭、三关等；根据动物名称命名，如老龙、龟尾等；根据哲学名词命名，如阴阳、八卦等。

小儿推拿特定穴位的取穴方法同经络学说中取穴方法一样，即按体表标志、折量分寸、指量法取穴。小儿推拿穴位有其特殊的定位及独特的作用，决定了在推拿操作时有特殊的操作手法。大多数穴位有其固定的操作过程，以手法名称加穴位名称构成小儿推拿特定的"操作名"，如"旋推脾经""按揉足三里"等。此外，小儿推拿的补泻，与手法的次数（时间）疗程、强度（轻重）、频率（速度）及方向等因素密切相关。

第一节　头面颈部穴位

一、天门（攒竹）

【位置】两眉头连线中点至前发际成一条直线，见图4-1。

【操作】两拇指自下而上交替直推，称推攒竹，又称开天门。

【次数】推30～50次。

【作用】疏风解表，镇惊安神，醒脑止痛。

【主治】感冒，发热，头痛，精神萎靡，惊惕不安等。

【临床应用】此穴乃发汗解表、止头痛之要穴。如外感发热、头痛等症，推本穴可令汗出，常与推坎宫、运太阳等合用。若患儿体弱，平素多汗者慎用，例如佝偻病患儿；若患儿惊惕不安、烦躁不宁，多与清肝经、按揉百会等配伍应用，以醒脑安神。

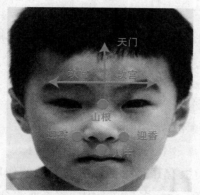

图4-1 头面颈部穴位（一）

二、坎宫（眉弓）

【位置】从眉头至眉梢成一横线，见图4-1。

【操作】两拇指自眉心向两侧眉梢分推，称推坎宫。

【次数】推30～50次。

【作用】疏风解表，醒脑明目，止头痛。

【主治】感冒、发热、头痛、惊风、目赤痛等。

【临床应用】推坎宫能疏风解表、醒脑明目、止头痛等。常用于治疗外感发热、头痛，多与开天门、揉太阳、揉耳后高骨等合用，即为"外感四大手法"；若治疗目赤痛，多与清肝经，揉小天心，清天河水等合用；若用于治疗近视、斜视则常与揉睛明、阳白、鱼腰、瞳子髎、四白合用，以疏经通络，明目纠偏，亦可在推后用掐按法，以增强疗效。

三、山根（山风、二门）

【位置】印堂之下，两目内眦之间，见图4-1。

【操作】用指甲掐，称掐山根。

【次数】掐3～5次。

【作用】开窍醒脑，镇惊安神。

【主治】惊风、抽搐等。

【临床应用】

1.掐山根有开窍醒脑、镇静安神的作用，对惊风昏迷、抽搐等症，多与掐人中、掐老龙等合用。

2.本穴除用于治疗疾病外，还可以协助诊断。《幼幼集成》中记载："山根黑青，每多灾异。山根，足阳明胃脉所起，大凡小儿脾胃无伤，则山根之脉不现，若乳食过度，胃气抑郁，则青黑之纹横截于山根之位，必有延绵啾唧，故曰：灾异。"也有蓝色为喘为咳，赤灰一团为赤白痢疾之说。

四、人中

【位置】人中沟上1/3与下2/3交界处，见图4-1。

【操作】用拇指甲掐，称掐人中。

【次数】掐3～5次，或掐醒即止。

【作用】醒神开窍。

【主治】惊风，抽搐、昏厥、唇动等。

【临床应用】掐人中能醒神开窍，主要用于急救，对人事不省、惊厥、抽搐、窒息掐之有效，多与掐十宣、掐老龙等合用。《幼幼新书》认为"人中左右两旁黄，主胃逆，人中青主下痢"。

五、迎香

【位置】鼻翼旁开0.5寸，鼻唇沟中，见图4-1。

【操作】用食、中二指按揉，称揉迎香。

【次数】按3～5次，揉20～30次。

【作用】宣肺气，通鼻窍。

【主治】鼻塞流涕，口眼㖞斜。

【临床应用】揉迎香能宣肺气、通鼻窍。对治疗感冒等原因引起的鼻塞流涕、呼吸不畅等症状效果显著。

六、太阳

【位置】眉梢与目外眦连线中点向后1寸凹陷处，见图4-2。

【操作】两拇指桡侧缘自前向后直推，称推太阳；用中指端揉或拇指运，称揉太阳或运太阳，运太阳不带动皮下组织。向眼方向揉、运为补，向耳方向揉、运为泻。

【次数】推或揉30~50次。

【作用】发汗解表，醒脑明目，止头痛。

【主治】感冒、发热、头痛、目赤痛、急慢惊风等。

【临床应用】

1.此法由于手法操作的不同而产生不同的补泻作用，故在应用时须分辨清楚。外感头痛表实者，当用泻法；外感头痛表虚者、内伤头痛者，当用补法。

2.揉、运太阳能疏风解表、醒脑明目、止头痛。常与开天门、推坎宫、揉耳后高骨等配合运用以治疗外感等症。

3.推太阳属于一种平补平泻的手法，多用于头痛、无汗等病证的治疗，常与开天门、推坎宫等合用。

4.《小儿推拿广意》云："太阳青色始方惊，赤主伤寒红主淋，要识小儿疾病笃，青筋直向耳中生。"

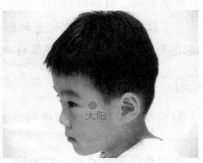

图4-2　头面颈部穴位（二）

七、囟门

【位置】前发际正中直上2寸，百会前凹陷中，见图4-3。

【操作】两手四指扶患儿头部，两拇指自前发际向该穴交替推之（囟门未闭合者，仅推至边缘），称推囟门；拇指端轻揉本穴，称揉囟门。

【次数】推或揉50~100次。

【临床应用】

1.推、揉囟门能镇静安神、通窍，多用于治疗头痛、惊风等症，常与掐精宁、威灵等合用。

2.正常前囟在一岁或一岁半之前闭合，故操作时应注意，不可用力按压。

3.诊断意义，囟门凹陷者为气虚，为液脱，囟门隆起者为高热。

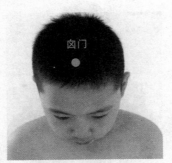

图4-3　头面颈部穴位（三）

八、百会

【位置】头顶正中线与两耳尖连线之交点，见图4-4。

【操作】用拇指或中指端按揉，称按揉百会。

【次数】揉30～50次。

【作用】镇静安神，升阳举陷。

【主治】头痛、惊风、目眩、惊痫、脱肛、遗尿、慢性腹泻等。

【临床应用】百会为诸阳之会，按揉本穴能镇静安神、升阳举陷，治疗惊风、惊痫、烦躁等症，多与清肝经、清心经、掐揉小天心等合用；用于遗尿、脱肛等症，常与补脾经、补肾经、推三关、揉丹田等合用；《小儿推拿学概要》中记载本穴治疗脱肛、慢性消化不良效果显著，但若患儿有恶心、呕吐及痢疾有里急后重时应用此穴，能使病情加重，故须注意。

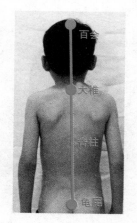

图4-4　头面颈部穴位（四）

九、耳后高骨

【位置】耳后入发际，乳突后缘高骨下凹陷中，见图4-5。

【操作】用两拇指或中指端按揉，称按揉耳后高骨。

【次数】揉30~50次。

【作用】发汗解表，镇惊除烦。

【主治】感冒、头痛、惊风、烦躁不安。

【临床应用】

1.揉耳后高骨能发汗解表，常用于治疗感冒，多与推攒竹、推坎宫、推太阳等合用，亦能安神除烦，用于治疗神昏烦躁等症，多与清肝经、清心经、掐揉五指节等合用。

2.此穴与开天门、推坎宫、运太阳合用称之为"四大手法"，专治感冒、头痛、头晕、目赤痛等症。

十、风池

【位置】颈后枕骨下，胸锁乳突肌与斜方肌三角凹陷中，见图4-5。

【操作】用拇指、食指按揉或用拿法进行操作，称揉风池或拿风池。

【次数】揉30~50次或拿5~10次。

【作用】发汗解表，祛风散寒。

【主治】感冒、发热、头痛、颈项强痛。

【临床应用】

1.拿风池能发汗解表、祛风散寒，且发汗效果较佳，往往立见汗出，常用于治疗感冒头痛、发热无汗，若配合推攒竹、掐揉二扇门，则发汗解表之力更强。

2.此穴散而不藏，不宜多用，一般放在手法最后，且虚者不宜掐拿风池。

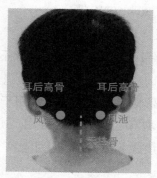

图4-5　头面颈部穴位（五）

十一、天柱骨

【位置】颈后发际正中至大椎穴成一条直线，见图4-5。

【操作】用拇指或食、中两指自上向下直推，称推天柱骨，亦可用汤勺边缘蘸水自上向下刮，称刮天柱骨。

【次数】推200～300次，刮至皮下轻度瘀血即可。

【作用】降逆止呕，祛风散寒。

【主治】发热、呕吐、颈项痛。

【临床应用】

1.推、刮天柱骨能降逆止呕、祛风散寒，主要用于治疗呕吐、恶心和外感发热、项强等症。

2.治疗呕恶多与横纹推向板门、揉中脘等合用，伤食加推分腹阴阳、运板门，脾虚加补脾经，湿热加清天河水、推箕门，寒吐加推三关；单用本法亦有效，但次数亦多。

3.治疗外感发热、颈项强痛多与拿风池、掐揉二扇门等同用。

4.刮法亦可治暑热发痧症。

十二、桥弓

【位置】颈部两侧沿胸锁乳突肌成一条直线。

【操作】用拇指或食指、中指、无名指揉，称揉桥弓；用拇指、食指、中指三指提拿，称弹拿桥弓；用拇指抹，称抹桥弓。

【次数】推50~100次，弹拿3~5遍，抹3~5遍。

【作用】舒筋活血，解痉止痛。

【主治】斜颈，项强。

【临床应用】运用揉、抹、弹拿桥弓等手法，能舒筋活血，解痉止痛，主要用于治疗小儿斜颈、项强等症，也可治疗成人高血压。

第二节 上肢部穴位

一、脾经

【位置】拇指桡侧缘或拇指末节螺纹面，见图

4-6。

【操作】将患儿拇指屈曲，循拇指桡侧缘由指尖向指根方向直推为补（亦可旋推拇指末节螺纹面），称补脾；将患儿拇指伸直，自指根推向指尖为清，称清脾经；来回直推为平补平泻，称清补脾经。补脾经和清脾经统称为推脾经。

【次数】推300～500次。

【作用】健脾胃，补气血，清湿热，消食滞，化痰涎。

【主治】腹泻、便秘、食欲不振、痢疾、咳嗽等症。

【临床应用】

1.补脾经能健脾胃、补气血，用于脾胃虚弱引起的食欲不振、形体消瘦、消化不良等症，多与推三关、运八卦、捏脊等合用。

2.清脾经能清利湿热、化痰止呕，用于治疗湿热熏蒸、皮肤发黄、恶心呕吐、腹泻、痢疾等症，多与清天河水、揉小天心、清胃经、推小肠等合用。由于小儿脾常不足，故不宜攻伐太过。本法一般情况下，多用补法，体壮邪实者方可用清法。

二、肝经

【位置】食指末节螺纹面，见图4-6。

【操作】用推法自食指掌面末节指纹推向指尖，称清肝经；反之为补，称补肝经。清肝经和补肝经统称为推肝经。

【次数】推200～300次。

【作用】平肝泻火，解郁除烦，息风止痉。

【主治】惊风、目赤、烦躁不安、五心烦热、口苦咽干等症。

【临床应用】

1.清肝经能平肝泻火，解郁除烦，息风止惊，用于惊风抽搐、烦躁不安、五心烦热等症，多与清心经、掐揉小天心、退六腑等合用。

2.肝经宜清不宜补，若肝虚应补时则需补后加清，或以补肾经代之，为滋肾养肝法。

三、心经

【位置】中指末节螺纹面，见图4-6。

【操作】用推法自中指掌面末节指纹推向指尖，称清心经；反之为补，称补心经。清心经和补心经统称为推心经。

【次数】推100～200次。

【作用】清心火，补气血，养心安神。

【主治】五心烦热、口舌生疮、小便短赤、惊痫不安、心血不足、高热神昏等症。

【临床应用】

1.清心经能清热退心火，常用于治疗心火旺盛而引起的高热神昏、面赤口疮、小便短赤等症，多与清天河水、清小肠、退六腑等配合使用。

2. 本穴宜清不宜补，恐动心火之故，若气血不足而见心烦不安、睡卧露睛等症，需用补法时，可补后加清，或以补脾经代替之。

3. 如有心火需清，用清天河水代替之。

四、肺经

【位置】无名指末节螺纹面，见图4-6。

【操作】用推法自无名指掌面末节指纹推向指尖，称清肺经；反之为补，称补肺经。清肺经和补肺经统称为推肺经。

【次数】推200～300次。

【作用】补益肺气，宣肺清热，止咳化痰。

【主治】感冒、发热、咳嗽、气喘痰鸣、自汗、盗汗、遗尿、脱肛等症。

【临床应用】

1. 清肺经能宣肺清热，止咳化痰，用于治疗肺热痰喘、痰鸣、感冒、发热等症，多与清天河水、退六腑、运内八卦合用。

2. 补肺经能补益肺气，用于肺气虚弱、咳嗽、气喘、虚汗等症，多与补脾经、推三关、揉二马等合用。

3.《推拿仙术》云："鼻流清水推肺经为主；到晚昏迷，推肺经为主；口吐白沫，有痰，推肺经为主。"

五、肾经

【位置】小指末节螺纹面，见图4-6。

【操作】用推法自小指掌面末节指纹推向指尖，称补肾经；反之为清，称清肾经。清肾经和补肾经统称为推肾经。

【次数】推200～300次。

【作用】滋肾壮阳，强筋健骨，温补下元，清热利尿。

【主治】先天不足、久病体虚、五更泄泻、遗尿、虚喘、小便淋沥刺痛等症。

【临床应用】

1.补肾经能补肾健脑，温养下元，常用于先天不足、久病体虚、肾虚久泻、虚喘、遗尿等症，多与补脾经、推三关、揉二马等合用。

2.清肾经能清利下焦湿热，常用于膀胱湿热、小便短赤等症，多与掐揉小天心、清小肠、推箕门等合用。

3.本穴一般不用清法，需用清时，常以清小肠代之。

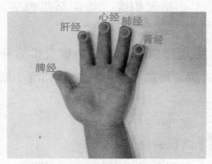

图4-6 上肢部穴位（一）

六、大肠经

【位置】食指桡侧缘，自指尖至虎口为补，称补大肠；反之为清，称清大肠。补大肠和清大肠统称为推大肠，见图4-7。

【次数】推200~300次。

【作用】涩肠固脱，止泻痢，清利大肠湿热。

【主治】泄泻、痢疾、便秘、脱肛等症。

【临床应用】

1.补大肠能涩肠固脱、温中止泻，用于治疗虚寒腹痛、泄泻、脱肛等症，多与补脾经、摩腹、推上七节骨、分腹阴阳等合用。

2.清大肠能清利肠腑、祛湿热、导积滞，多用于湿热留滞肠道、身热腹痛、痢下赤白等症，常与清天河水、清胃经、分腹阴阳等合用。

七、小肠经

【位置】小指尺侧缘，指尖至指根成一条直线，见图4-7。

【操作】用推法自指尖向指根直推为补，称补小肠；反之为清，称清小肠。补小肠和清小肠统称为推小肠。

【次数】推200~300次。

【作用】清热利尿，泌别清浊。

【主治】小便赤涩、水泻、口舌糜烂等症。

【临床应用】本穴多用清法，有清热利尿、分清别浊的作用，主要用于治疗小便短赤不利或尿闭、泄泻等症。若心经有热，移热于小肠，可配合清天河水的手法，加强清热利尿作用。

八、肾顶

【位置】小指顶端，见图4-7。

【操作】以中指或食指端按揉，称揉肾顶。

【次数】按揉200～300次。

【作用】收敛元气，固表止汗。

【主治】自汗、盗汗、解颅等症。

【临床应用】揉肾顶为止汗要穴，对自汗、盗汗、大汗淋漓者的治疗均有良效，常与揉二马、补脾经、补肾经、捏脊等合用。

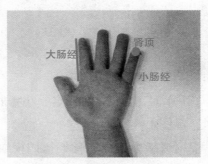

图4-7　上肢部穴位（二）

九、肾纹

【位置】手掌面，小指第二指间关节横纹处。

【操作】用中指或拇指端按揉，称揉肾纹。

【次数】按揉200~300次。

【作用】祛风明目，清热散结。

【主治】目赤、鹅口疮、热毒内陷、高热惊厥等症。

【临床应用】揉肾纹能祛风明目、清热散结，常用于目赤肿痛或热毒内陷所致的高热、呼吸气凉、手足逆冷等症，多与揉小天心、推六腑、清天河水等合用。

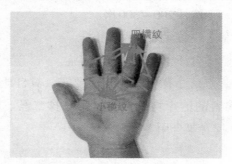

图4-8　上肢部穴位（三）

十、四横纹

【位置】手掌面，食、中、无名、小指的第一指间关节横纹处，见图4-8。

【操作】用拇指甲掐揉，称掐揉四横纹；四指并拢，从食指横纹处推向小指横纹处，称推四横纹。

【次数】掐法，各3~5次；推法，100~300次。

【作用】退热除烦，调和气血，消胀散结。

【主治】消化不良、疳积、腹痛、腹胀、气喘、口唇破裂等症。

【临床应用】

1.掐四横纹能退热除烦、散结；推四横纹能调和气血、消胀，常用于治疗疳积、腹胀、消化不良等症，多与补脾经、揉中脘等合用。

2.本穴可用毫针或三棱针点刺，治疗疳积效果较好，能增进食欲，对积食发热者的退热效果显著。

十一、小横纹

【位置】手掌面，食、中、无名、小指掌指关节横纹处，见图4-8。

【操作】用拇指甲掐，称掐小横纹；用拇指桡侧从食指横纹推向小指横纹处，称推小横纹。

【次数】掐法，3~5次；推法，100~300次。

【作用】退热，消胀，散结。

【主治】发热、烦躁、口疮、唇裂、腹胀等症。

【临床应用】

1.本穴主要用于治疗腹胀及口疮唇裂，常与补脾经、揉脐、运内八卦、清小肠、清胃经等合用。

2.推小横纹对治疗肺部干性啰音有一定疗效，常与揉肺俞合用。

十二、掌小横纹

【位置】掌面小指根下，尺侧掌纹头。

【操作】用中指或拇指按揉，称揉掌小横纹。

【次数】揉200~300次。

【作用】清热散结，化痰止咳。

【主治】痰热喘咳、口舌生疮、顿咳、流涎等症。

【临床应用】

1.揉掌小横纹能清热散结、化痰止咳，常用于喘咳、口舌生疮等症，为治疗百日咳、肺炎的要穴。

2.本穴对婴儿流涎剧烈者，亦有良效。

十三、胃经

【位置】大鱼际桡侧赤白肉际，从掌根至拇指根部，见图4-9。

【操作】用拇指或中指从掌根推至拇指根部，称清胃经；反之为补，称补胃经。

【次数】推200~300次。

【作用】健脾和胃，降逆止呕，消食积，清中焦湿热。

【主治】恶心、呕吐、呃逆、嗳气、消化不良、吐血、鼻出血等症。

【临床应用】

1.清胃经能清中焦湿热、和胃降逆、泻胃火、除烦止渴，亦可用于胃火上亢引起的鼻出血等症，多与推天柱骨合用。

2.补胃经能健脾胃、助运化，用于脾胃虚弱、消化不良等症，多与补脾经、揉中脘、摩腹、按揉足三里等合用。

十四、板门

【位置】手掌大鱼际平面，见图4-9。

【操作】用拇指揉大鱼际平面中点，称揉板门；用拇指桡侧从拇指根推向腕横纹，称板门推向横纹；反之为横纹推向板门。

【次数】推或揉200～300次。

【作用】健脾和胃，消食化滞，除腹胀，止吐。

【主治】食积、腹胀、食欲不振、呕吐、腹泻、嗳气等症。

【临床应用】

1.揉板门能健脾和胃、消食化滞、运达上下之气，常用于治疗乳食停积、食欲不振、腹泻、呕吐等症，多与推脾经、运内八卦等合用。

2.板门推向横纹，止泻，用于脾阳不振、乳食停滞引起之泄泻，多与推大肠等合用。

3.横纹推向板门，止呕，用于胃失和降之呕吐，多与推脾经、分腹阴阳、运内八卦等合用。

十五、内劳宫

【位置】掌心中，屈指握拳时中指和无名指之间中点，见图4-9。

【操作】用中指端揉，称揉内劳宫；用中指端运，称运内劳宫。

【次数】揉法，100～300次；运法，100～300次。

【作用】清热凉血，除烦。

【主治】发热、烦渴、口疮、虚烦内热等症。

【临床应用】

1.揉内劳宫能清热凉血、除烦，用于心经有热而致口舌生疮、发热、烦渴等症，多与清天河水、清心经合用。

2.揉运时在内劳宫滴入凉水，并用口吹之，则清热力更强。

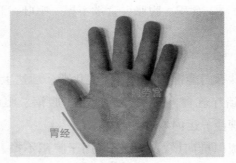

图4-9 上肢部穴位（四）

十六、内八卦

【位置】手掌面，以掌心为圆心，从掌心至中指根横纹2/3处为半径画圆，八卦穴在此圆上，南为"离"、北为"坎"、东为"震"、西为"兑"、西北为"乾"、东北为"艮"、东南为"巽"、西南为"坤"，见图4-10。

【操作】用运法，自乾坤向坎经震运至兑宫止，顺时针方向周而复始，称顺运八卦，在运至离宫时要轻轻而过。自兑向坤经坎运至乾宫，称逆运八卦，在运至离宫时要轻轻而过。

【次数】运100～300次。

【主治】咳嗽、胸闷、呕吐、泄泻、食欲不振等症。

【临床应用】

1.顺运八卦性平和，善宽胸理气、消胀满，可治疗胸闷、纳呆、腹胀、伤乳食等症，多与推脾土、掐揉四横纹、揉板门等合用。

2.逆运八卦能降气平喘，用于治疗咳嗽、痰喘、呕吐等症，多与推天柱骨、揉膻中等合用。

十七、小天心

【位置】大小鱼际交界处凹陷中，见图4-10。

【操作】用中指端揉，称揉小天心；用拇指甲掐，称掐小天心；用中指或中指屈曲、以第一指间关节突起处捣，称捣小天心。

【次数】揉100～300次；掐捣20～30次。

【作用】清热，镇惊，利尿，明目，透疹。

【主治】惊风、抽搐、烦躁不安、夜啼、小便短赤、目赤痛、斜视、痘疹欲出不透等症。

【临床应用】

1.掐揉小天心能清热、明目、利尿，常用于心经有热而致的目赤肿痛、口舌生疮、惊恐不安、小便短赤等症，多与清肝经、清天河水等合用。

2.掐、捣小天心能镇惊安神，用于治疗惊风抽搐、夜啼、惊恐不安等症，若惊风眼翻、目斜视，宜用捣小天心；目睛上视，向下捣；目右斜视，向左捣；目左斜视，向右捣。

3.小天心与内劳宫同在心经上，均能清心经之热，镇惊安神，但内劳宫清热力强，小天心安神力强，并能利尿。

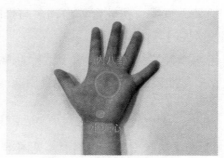

图4-10　上肢部穴位（五）

十八、运土入水

【位置】手掌面，大指根至小指根，沿手掌边缘一条弧形曲线。

【操作】自拇指根沿手掌边缘，经小天心运至小指根，称运土入水。

【次数】运100～300次。

【作用】清脾胃湿热，利尿止泻。

【主治】胸闷、小便赤涩、腹胀、腹泻、纳呆、伤食、便秘、痢疾等症。

【临床应用】运土入水能清脾胃湿热、利尿止泻，常用于治疗新病、实证，如因湿热内蕴而见少腹胀满、小便赤涩、泄泻、痢疾等症者，多与清脾胃、推大肠合用。

十九、运水入土

【位置】手掌面，小指根至大指根，沿手掌边缘一条弧形曲。

【操作】自小指根沿手掌边缘，经小天心运至拇指根，称运水入土。

【次数】运100~300次。

【作用】健脾胃，助运化，润燥通便。

【主治】食欲不振，腹胀，便秘，泻痢等症。

【临床应用】运水入土能健脾胃、助运化、润燥通便，常用于治疗久病、虚证，如因脾胃虚弱而致完谷不化、食欲不振、腹胀、疳积、便秘、泻痢等症，多与补脾经、捏脊等合用。

二十、十宣

【位置】两手十指尖，靠近指甲处，见图4-11。

【操作】用拇指甲依次掐之，称掐十宣。

【次数】掐3~5次。

【作用】开窍醒神。

【主治】惊风，高热，惊厥。

【临床应用】掐十宣主要用于急救，多与掐人中、掐老龙、掐小天心合用。

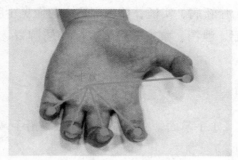

图4-11　上肢部穴位（六）

二十一、五指节

【位置】掌背五指的第一指间关节处，见图4-12。

【操作】用拇指甲掐，称掐五指节；用拇、食指捻揉，称捻揉五指节。

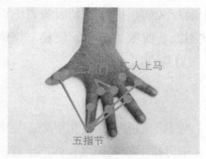

图4-12　上肢部穴位（七）

【次数】掐3～5次，捻揉30～50次。

【作用】镇静安神，祛风痰，通关窍。

【主治】惊风、吐涎、惊恐不安、咳嗽等症。

【临床应用】

1.掐五指节能镇惊安神，用于惊恐不安、惊风等症，多与清肝经、掐老龙等合用。

2.捻揉五指节功能为祛痰、通窍，用于胸闷、痰喘、咳嗽等，多与运内八卦、推揉膻中等合用。

二十二、二扇门

【位置】手背中指根两旁凹陷中，见图4-12。

【操作】用双手拇指甲掐，称掐二扇门；用双拇指偏峰或食、中指揉，称揉二扇门。

【次数】掐3~5次，揉50~100次。

【作用】发汗解表，退热平喘。

【主治】身热无汗，痰喘气粗。

【临床应用】掐揉二扇门能发汗解表、退热平喘，是发汗效穴，揉时稍用力，速度宜快，多用于外感风寒、身热无汗等症，常与"四大手法"配合应用。

二十三、上马（二人上马）

【位置】手掌背面，无名、小指掌指关节后方凹陷中，见图4-12。

【操作】用右手拇指和中指相对掐或揉，称掐、揉上马。

【次数】掐3~5次，揉100~300次。

【作用】滋阴补肾，顺气散结，利水通淋。

【主治】小便短赤、腹痛、牙痛、虚热喘促等症。

【临床应用】

1.揉二马为滋阴补肾要穴，主要用于阴虚阳亢、潮热盗汗、烦躁、牙痛、小便短赤等症，可与补脾经、补肾经、补肺经等合用。

2.本法对体质虚弱，肺部有干性啰音者，配揉小横纹；有湿性啰音者，配揉掌小横纹，多揉有效。

二十四、外八卦

【位置】手背外劳宫周围，与内八卦相对，见图4-13。

【操作】拇指做顺时针方向掐运，称运外八卦。

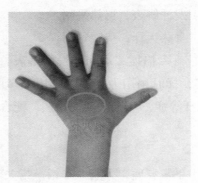

图4-13 上肢部穴位（八）

【次数】运100～300次。

【作用】宽胸理气，通滞散结。

【主治】胸闷、腹胀、便秘等症。

【临床应用】运外八卦能宽胸理气、通滞散结，治疗腹胀、大便秘结、胸膈满闷等，多与摩腹、推揉膻中等合用。

二十五、外劳宫

【位置】手掌背面，与内劳宫相对处，见图4-14。

【操作】用中指端揉，称揉外劳宫。

【次数】揉200～300次。

【作用】温阳散寒，升阳举陷，发汗解表。

【主治】风寒感冒、腹痛肠鸣、腹泻、脱肛、遗尿等症。

【临床应用】本穴性温，为温阳散寒，升阳举陷的要穴，兼能发汗解表。临床上多用揉法，用于治疗一切寒证，比如外感风寒、鼻塞流涕以及脏腑积寒、完谷不化、肠鸣腹泻、寒痢腹痛等症皆宜，且能升阳举陷，治疗脱肛、遗尿，与补脾经、推三关、揉丹田、揉二马等合用。

二十六、一窝风（乙窝风）

【位置】手背腕横纹中央凹陷中，见图4-14。

【操作】用中指端揉，或拇指端揉，称揉一窝风。

【次数】揉100～300次。

【作用】发散风寒，温中行气，通经络，利关节。

【主治】感冒、腹痛、关节痛等症。

【临床应用】

1.揉一窝风能温中行气，善治一切腹痛，尤对因受寒、食积等原因引起的腹痛其效更佳，多与拿肚角、推三关、揉中脘等合用。

2.本法亦能发散风寒，宣通表里，对寒滞经络引起的痹痛或外感风寒等症的治疗也有效。

二十七、膊阳池（支沟）

【位置】手背一窝风上3寸处，见图4-14。

【操作】用拇指端揉之，称揉膊阳池；用拇指甲掐之，称掐膊阳池。

【次数】揉200～300次，掐3～5次。

【作用】通大便，利小便，止头痛。

【主治】大便秘结、小便赤涩、感冒头痛等。

【临床应用】

1.本穴治疗大便秘结，揉之即可显效，但大便滑泻或脱肛者禁用。

2.如用于治疗感冒头痛、小便赤涩等症，多与其他利尿、解表、止头痛的穴位合用。

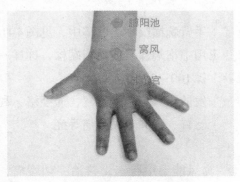

图4-14　上肢部穴位（九）

二十八、三关

【位置】前臂桡侧，阳池至曲池成一条直线，见图4-15。

【操作】用拇指桡侧面或食、中二指指面，自腕横纹推向肘横纹，称推三关。

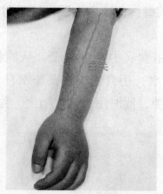

图4-15　上肢部穴位（十）

【次数】推200～300次

【作用】温里散寒，补益气血。

【主治】一切寒证，如风寒感冒、风寒咳嗽、畏寒肢冷等。

【临床应用】

1.本穴性温，能温阳散寒、补气行气，主治一切虚证。常用于治疗气血虚弱、命门火衰、下元虚冷、阳气不足引起的四肢厥冷、面色无华、食欲不振、疳积、吐泻等症，多与补脾经、摩腹、揉脐、捏脊等手法合用。

2.推三关能益气活血、发汗解表，用于治疗感冒、畏寒肢冷或疹出不透等症，多与清肺经、推攒竹、掐揉二扇门等合用。

二十九、天河水

【位置】前臂内侧正中，腕横纹至肘横纹成一条直线，见图4-16。

【操作】用食、中二指指腹，从腕横纹推至肘横纹，称清天河水；用食、中指蘸凉水自总筋处，一起一落弹打至洪池，同时用口吹气随之，称打马过天河。

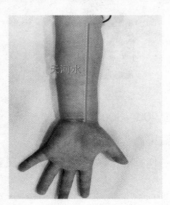

图4-16　上肢部穴位（十一）

【次数】推200~300次。

【作用】清热解毒，泻火除烦。

【主治】外感发热、潮热、烦躁不安、口渴、弄舌等一切热证。

【临床应用】

1.清天河水，性微凉，能清热解表，泻热除烦，用于治疗热性病证，清热而不伤阴分，多用于五心烦热、口燥咽干、唇舌生疮等症；用于外感发热、头痛、咽痛等，常与"四大手法"配合使用。

2.打马过天河清热之力大于清天河水，多用于实热、高热等症。

三十、六腑

【位置】前臂尺侧，肘尖至阴池成一条直线，见图4-17。

【操作】用食、中二指指腹，自肘尖推至腕横纹，称退六腑。

【次数】推200～300次。

【作用】清热，凉血，解毒。

【主治】高热、烦躁、口渴、惊风、鹅口疮、咽痛、便秘等一切实热证。

【临床应用】

1.退六腑，性寒凉，能解毒，清热，凉血，可应用于脏腑郁热积滞、壮热烦渴、痄腮、肿毒等实热证的治疗。

2.本穴与补肺经合用，止汗效果较好。

3.退六腑和推三关为大凉大热之法，可单用，亦可两穴合用。若患儿气虚体弱，畏寒怕冷，可单用推三关；如高热烦渴、发斑等可单用退六腑，而两穴合用能平衡阴阳，防止大凉大热，伤其正气。如寒热夹杂，以热为主，则可以用退六腑三数，推三关一数之比推之。若以寒为主，则可以推三关三数，退六腑一数之比推之。若两穴推数相等，则有调和之意。

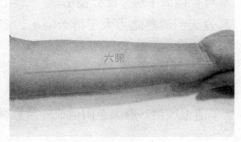

图4-17　上肢部穴位（十二）

第三节　胸腹部穴位

一、天突

【位置】在颈部，两锁骨中央凹陷处，见图4-18。

【操作】用中指端按揉，称按揉天突；用双手拇、食指对称挤捏，称挤捏天突。

【次数】按揉30 ~ 50次，挤捏3 ~ 5次。

【作用】理气化痰，降逆止呕，止咳平喘。

【主治】咳喘胸闷、恶心呕吐、咽痛等症。

【临床应用】按揉、挤捏天突，能理气化痰、降逆止呕，对因气机不利、痰涎壅盛或胃气上逆所引起的痰喘、呕吐有效，若配合按揉膻中、乳旁，运八卦，揉中脘等效果更佳。

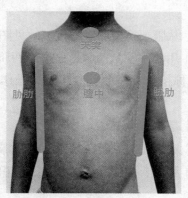

图4-18　胸腹部穴位（一）

二、膻中

【位置】胸骨正中，两乳头连线中点，见图4-18。

【操作】用中指端揉，称揉膻中；用两拇指从本穴分推至两乳头，称分推膻中；用食、中两指自胸骨切迹向下推至剑突，称推膻中。

【作用】宽胸理气，止咳化痰。

【主治】胸闷、痰鸣、呕吐、呃逆等症。

【临床运用】膻中穴为气之会穴，居胸中，胸部属肺，推揉之能宽胸理气、止咳化痰，对各种原因引起的胸闷、吐逆、喘咳均有效。治疗呕吐、呃逆、嗳气常与运内八卦、横纹推向板门、分腹阴阳等合用；治疗喘咳常与推肺经、揉肺俞等合用；治疗痰吐不爽常与揉天突、按弦走搓摩、按揉丰隆等合用。

三、胁肋

【位置】从腋下至两肋缘的区域，见图4-18。

【操作】用两手掌从两腋下搓摩至两脐平处，称搓摩胁肋，又称按弦走搓摩。参考复式操作手法"按弦走搓摩"。

【次数】搓摩50～100次。

【作用】顺气化痰，行气解郁，消积滞。

【主治】胸闷、胁痛、痰喘气急、疳积等症。

【临床应用】

1.搓摩胁肋，能顺气化痰、除胸闷、消积聚，对小儿因食积、痰壅气逆所致的胸闷、腹胀、气喘等有效，常与揉中脘、摩腹、推膻中等合用。

2.若肝脾肿大，则须久搓摩，非一日之功。

3.本穴对中气下陷、肾不纳气者慎用。

四、中脘

【位置】脐上4寸，剑突与脐连线的中点处，见图4-19。

【操作】用指端或掌根按揉，称揉中脘；用掌心或四指摩，称摩中脘。自天突向下推至中脘，称推中脘。

【次数】揉或推100～300次，摩5分钟。

【作用】健脾和胃，消食和中。

【主治】腹胀、腹痛，呕吐、泄泻、食欲不振等症。

【临床应用】

1.揉摩中脘能健脾和胃、消食和中，对腹胀、腹痛、泄泻、呕吐、食欲不振等有效。多与按揉足三里、推脾经等合用。

2.推中脘能降逆止呕，常用于治疗胃气上逆、嗳气呕恶等症。

五、腹

【位置】整个腹部。

【操作】自剑突下至脐，用两拇指从中间向两旁分推，称分推腹阴阳；用手掌或四指摩，称摩腹。

【次数】摩5分钟或分推100～200次。

【作用】健脾和胃，理气消食。

【主治】腹胀、腹痛、疳积、呕吐、便秘等症。

【临床应用】

1.摩腹、分推腹阴阳能消食理气，善治乳食停滞或胃气上逆引起的恶心、呕吐、腹胀等症，多与推脾经、运内八卦、按揉足三里等合用。

2.用于小儿保健，可与捏脊、按揉足三里等合用。

六、脐

【位置】肚脐，见图4–19。

【操作】用中指端或掌根揉，称揉脐；用食、中、无名指指面或手掌面摩，称摩脐。

【次数】揉200～300次，摩5分钟。

【作用】温阳散寒，补益气血，健脾和胃，消食导滞。

【主治】腹胀、腹痛、泄泻、便秘、疳积等。

【临床应用】

1.此穴能补能泻，补之能温阳补虚，治疗因寒湿、脾虚、肾虚引起的泄泻、消化不良、痢疾、脱肛等症。

2.泻之能消能下，治疗因湿热、积滞引起的泄泻、痢疾、便秘等症。

3.临床上常与揉脐、摩腹、推上七节骨、揉龟尾配合使用，治疗泄泻效果较好。

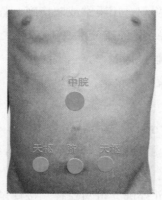

图4-19 胸腹部穴位（二）

七、天枢

【位置】脐旁2寸，见图4-19。

【操作】用食、中二指揉，称揉天枢。

【次数】揉100~200次。

【作用】理气消滞，调理大肠。

【主治】腹痛、腹胀、腹泻、便秘等症。

【临床应用】

1.揉天枢能理气消滞、调理大肠，多用于治疗因急慢性胃肠炎及消化功能紊乱引起的腹泻、呕吐、食积、便秘等症。

2.临床上多与揉脐同时使用，以中指按脐，食指和无名指各按两侧天枢穴，同时揉动，治疗腹胀、腹痛、腹泻等症。

八、丹田

【位置】小腹部，脐下2~3寸之间，见图4-20。

【操作】用掌揉或摩，称揉丹田或摩丹田。

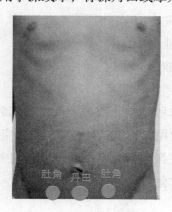

图4-20　胸腹部穴位（三）

【次数】揉200~300次，摩5分钟。

【作用】培肾固本，温补下元，泌别清浊。

【主治】腹泻、遗尿、脱肛、尿潴留、疝气等症。

【临床应用】揉、摩丹田能温肾固本、温补下元、泌别清浊，多用于治疗小儿先天不足，寒凝少腹及腹痛、遗尿、脱肛等症，常与补肾经、推三关、揉外劳宫等合用；用于治疗尿潴留，常与清小肠、推箕门等合用。

九、肚角

【位置】脐下2寸，石门穴旁开2寸大筋处，见图4-20。

【操作】用拇、食、中三指，由脐向两旁深处拿捏，一拿一松为一次，称拿肚角；用中指端或双拇指按，称按肚角。

【次数】拿3~5次。

【作用】止痛。

【主治】腹痛、腹泻、便秘等症。

【临床应用】

1.按、拿肚角是止腹痛的要法，对各种原因引起的腹痛均可应用，特别是对寒痛、伤食痛效果更佳。

2.本法刺激较强，拿的时间不可过长，可在诸手法推毕，再拿此穴。

第四节　背腰骶部穴位

一、大椎

【位置】第七颈椎与第一胸椎棘突之间凹陷处，见图4-21。

【操作】用中指端揉，称揉大椎；用双手拇、食指或屈曲的食、中指将其周围的皮肤捏起向中间挤捏，称挤捏大椎。

【次数】揉30~50次，挤捏至局部皮肤轻度瘀血即可。

【作用】清热解表，通经活络。

【主治】发热、咳嗽、项强等症。

【临床应用】

1.揉大椎清热解表，主要用于感冒、发热等症。

2.以拇、食指蘸清水在穴位上挤捏，至皮下轻度瘀血，对百日咳有一定疗效。

二、肩井

【位置】在大椎与肩峰连线之中点，肩部筋肉处，见图4-21。

【操作】用拇指与食、中二指对称用力提拿，称拿肩井；用拇指指端按其穴，称按肩井。

【次数】拿3~5次；按揉10~20次。

【作用】发汗解表，宣通气血。

【主治】感冒、发热、上肢抬举不利等症。

【临床应用】

　1.拿、按肩井能宣通气血、发汗解表，临床常与"四大手法"配合，治疗外感发热、无汗等症。

　2.本法亦可为治疗的结束手法，称总收法。

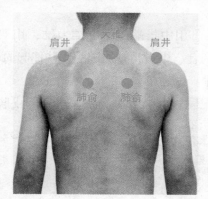

图4-21　背腰骶部穴位（一）

三、肺俞

【位置】第三胸椎棘突下，旁开1.5寸，见图4-21。

【操作】用双拇指或食、中二指指端揉，称揉肺俞。用两拇指分别自肩胛骨内缘从上向下推动，称推肺俞或分推肩胛骨。

【次数】揉50~100次；推100~200次。

【作用】调补肺气，止咳化痰。

【主治】咳嗽、胸痛、胸闷等症。

【临床应用】揉肺俞、分推肺俞能调肺气、补虚损、止咳嗽，多用于治疗呼吸系统疾病。如久咳不愈，加推补脾经以培土生金，则效果更好。

四、脾俞

【位置】第十一胸椎棘突下，旁开1.5寸，见图4-22。

【操作】用双拇指或食、中二指端揉，称揉脾俞。

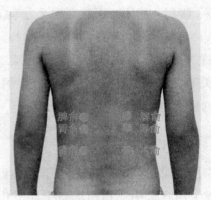

图4-22 背腰骶部穴位（二）

【次数】揉50～100次。

【作用】健脾和胃，消食祛湿。

【主治】呕吐、腹泻、疳积、食欲不振、水肿、四肢乏力等症。

【临床应用】揉脾俞能健脾胃、助运化、祛水湿，多用于治疗脾胃虚弱、乳食内伤、消化不良等症，常与推脾经、按揉足三里等合用。

五、肾俞

【位置】第二腰椎棘突下，旁开1.5寸，见图4-22。

【操作】用双拇指或食、中二指指端揉，称揉肾俞。

【次数】揉50～100次。

【作用】滋阴补肾，培补元气。

【主治】腹泻、遗尿、下肢痿软乏力等症。

【临床应用】揉肾俞能滋阴补肾，培补元气。常用于治疗肾虚腹泻或下肢瘫痪等症，多与揉二马、补脾经、推三关等合用；下肢瘫痪，多配合患侧的推、搓、揉法，以通经活血，帮助患肢恢复功能。

六、脊柱

【位置】大椎穴至长强穴成一条直线，见图4-23。

【操作】用食、中二指指面自上而下作直推，称推脊。用捏法自下而上做捏、提、捻、推法，称捏脊，每捏三下提一下，称为"捏三提一法"。

【次数】捏5～8遍；推100～300次。

【作用】调阴阳，理气血，和脏腑，通经络，健脾胃，增强体质，清热退烧。

【主治】发热、惊风、疳积、腹泻等症。

【临床应用】

1.捏脊能调阴阳、理气血、和脏腑、通经络、培元气，具有强健身体的功能，是小儿保健推拿常用手法之一。临床上多与补脾经、补肾经、推三关、摩腹、按揉足三里等配合应用，对先天不足和后天失养的一些慢性疾病均有一定的效果。

2.推脊柱能清热退烧，多与清天河水、退六腑、推涌泉等合用。

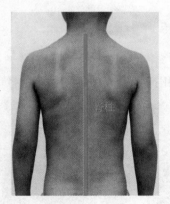

图4-23　背腰骶部穴位（三）

七、七节骨

【位置】第四腰椎至尾椎骨端（长强穴）成一条直线，见图4-24。

【操作】用拇指桡侧缘或食、中二指指面自下而上或自上而下做直推，分别称推上七节骨和推下七节骨。

【次数】推100～300次。

【作用】温阳止泻，泄热通便。

【主治】泄泻、便秘、脱肛等症。

【临床应用】

1.推上七节骨能温阳止泻，多用于虚寒腹泻、久痢等症。临床上常与按揉百会、揉丹田等合用，治疗气虚下陷引起的遗尿、脱肛等症。

2.推下七节骨能泄热通便，多用于肠热便秘或痢疾等症。

八、龟尾

【位置】尾椎骨端，见图4-24。

【操作】用拇指端或中指端揉，称揉龟尾。

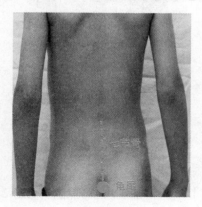

图4-24　背腰骶部穴位（四）

【次数】揉100～300次。

【作用】调理大肠，止泻通便。

【主治】泄泻、便秘、脱肛等症。

【临床应用】揉龟尾能通调督脉之经气、调理大肠，本穴性平和，能止泻，也能通便，多与摩腹、揉脐、推七节骨等合用，治疗泄泻、痢疾等症效果较佳。

第五节　下肢部穴位

一、箕门（足膀胱）

【位置】大腿内侧，膝盖上缘至腹股沟成一条直线。

【操作】用食、中二指自膝盖内侧上缘推至腹股沟，称推箕门。

【次数】推100～300次。

【作用】清热利尿。

【主治】小便短赤、尿闭、水泻等症。

【临床应用】推箕门性平和，有较好的利尿作用。用于治疗尿闭，多与揉丹田、揉三阴交合用；用于治疗小便赤涩不利，多与清小肠合用；用于治疗水泻无尿，有利小便实大便的作用。

二、百虫（血海）

【位置】膝上内侧肌肉丰厚处，见图4-25。

【操作】用拇指和食、中二指对称提拿，称拿百虫；用拇指端按揉，称按揉百虫。

【次数】拿3~5次，按揉10~20次。

【作用】通经络，止抽搐。

【主治】四肢抽搐、下肢瘫痪等症。

【临床应用】

1.拿、按揉百虫能通经络、止抽搐，多用于下肢瘫痪及痹痛等症，常与拿委中、揉足三里等合用。

2.若用于惊风抽搐，则手法刺激宜重。

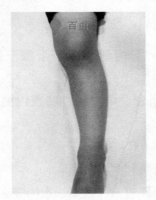

图4-25 下肢部穴位（一）

三、足三里

【位置】外侧膝眼下3寸，胫骨外侧约一横指处，见图4-26。

【操作】用拇指按揉，称按揉足三里。

【次数】按揉30~50次。

【作用】健脾和胃，强身健体。

【主治】腹胀、腹痛、呕吐、泻泄等症。

【临床应用】

1.按揉足三里能健脾和胃，调中理气，多用于消化道疾患。治疗呕吐，多与推天柱骨、分腹阴阳合用；治疗腹泻，多与补大肠、推上七节骨合用。

2.与摩腹、捏脊等配合可应用于小儿保健推拿。

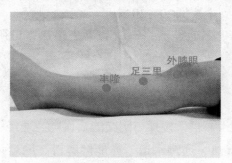

图4-26　下肢部穴位（二）

四、丰隆

【位置】外踝尖上8寸，胫骨前缘外侧1.5寸，见图4-26。

【操作】用拇指或中指端按揉，称揉丰隆。

【次数】按揉20～30次。

【作用】化痰平喘。

【主治】痰鸣气喘、止咳化痰等症。

【临床应用】揉丰隆能和胃气、化痰湿，主要用于痰涎壅盛、咳嗽气喘等症，多与揉膻中、运内八卦合用。

五、三阴交

【位置】内踝尖直上3寸处，胫骨内侧面后缘，见图4-27。

【操作】用拇指或中指端按揉，称按揉三阴交。

【次数】按揉20~30次。

【作用】通经活络，清利下焦湿热，健脾胃，助运化。

【主治】遗尿、尿闭、小便短赤涩痛、消化不良等症。

【临床应用】按揉三阴交能活血脉、通经络、疏下焦、利湿热、通调水道，亦能健脾胃、助运化。主要用于泌尿系统疾病，如遗尿、癃闭等症，常与揉丹田、推箕门合用。

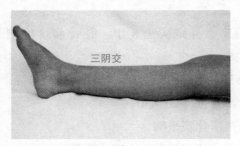

图4-27　下肢部穴位（三）

六、委中

【位置】腘窝中央，两大筋间，见图4-28。

【操作】用拇、中二指拿腘窝中筋腱，称拿委中。

【次数】拿3～5次。

【作用】疏通经络，息风止痉。

【主治】惊风抽搐，下肢痿软无力等症。

【临床应用】拿委中能止抽搐、通经络，常与揉膝眼，承山配合，治疗四肢抽搐，下肢痿软无力。

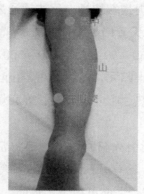

图4-28　下肢部穴位（四）

七、承山

【位置】腓肠肌两肌腹之间凹陷的顶端，见图4-28。

【操作】用拇、食、中三指拿，称拿承山；用拇指按揉，称按揉承山。

【次数】拿3～5次，按揉20～30次。

【作用】通经活络，止痉息风。

【主治】腿痛转筋、下肢痿软等症。

【临床应用】拿承山能止抽搐，通经络，常与拿委中等配合治疗惊风抽搐、下肢痿软、腿痛转筋等。

八、涌泉

【位置】足掌，前1/3与后2/3交界处凹陷中，见图4-29。

【操作】用拇指端按揉，称按揉涌泉；用两拇指交替，自本穴向足尖方向推，称推涌泉。

【次数】揉30~50次；推100~300次。

【作用】引火归元，滋阴退热，止吐泻。

【主治】发热、呕吐、腹泻、五心烦热等症。

【临床应用】

1.推涌泉能引火归元、退虚热，常与揉二马、运内劳宫等配合，治疗烦躁不安，夜啼等症；若与退六腑、清天河水配合，亦可用于实热证。

2.揉涌泉能治吐泻，左揉止吐，右揉止泻。

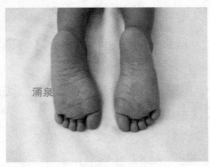

涌泉

图4-29 下肢部穴位（五）

第五章

小儿常见疾病及儿童保健推拿治疗

小儿推拿的适应证较广，常用于治疗感冒、咳嗽、发热、腹痛、腹泻、便秘、厌食、积食、疳积、呕吐、肥胖、生长发育迟缓、哮喘、扁桃体炎、腺样体肥大、鼻炎、支气管炎、夜啼、惊风、近视、汗证、湿疹、遗尿、尿频、鹅口疮、肌性斜颈等，同时还可以用于儿童保健。

第一节　感冒

感冒是小儿最常见的外感疾病之一，是指外感风邪或流行病毒，引起肺卫功能失调，出现鼻塞、流涕、打喷嚏、恶寒、头痛、发热、全身不适等主要临床表现的一种外感疾病。感冒又叫伤风，一年四季均可发生，任何年龄均可发病。由于小儿肺脏娇嫩，脾常不足，神气怯弱，心火易炽，肝风易动的生理特点，感邪之后，易出现夹痰、夹滞、夹惊的兼夹证。本病若及时治疗，一般预后良好，如表邪不解，由表及里，可发展为咳嗽、肺炎喘嗽，或邪毒内传，发生水肿、心悸等变证。

一、病因病机

早在《黄帝内经》中，人们已经认识到感冒主要是外感风邪所致。风为百病之长，常兼夹寒、热、暑、湿、燥邪，并可由时行疫毒等致病。若小儿正气不足，又遇气候变化、寒温交替、调护失宜等诱因，六淫之邪会侵袭人体，发为感冒。感冒的病位主要在肺卫，病机关键为肺卫失宣。《诸病源候论·风热候》指出："风热之气，先从皮毛入于肺也。其状使人恶风寒战，目欲脱，涕唾出。"已经认识到风热病邪可引起感冒，并较准确地描述其临床证候。《诸病源候论》所指的"时气病"之类，应包含"时行感冒"。肺脏受邪，失于清肃，津液凝聚为痰，壅结咽喉，阻于气道，加剧咳嗽，此即感冒夹痰。

小儿脾常不足，感受外邪后往往影响中焦气机，减弱运化功能，致乳食停积不化，阻滞中焦，出现脘腹胀满、不思乳食，或伴呕吐、泄泻，此即感冒夹滞。小儿神气怯弱，感邪之后，热扰肝经，易导致心神不宁，生痰动风，出现一时性惊厥，此即感冒夹惊。先天禀赋不足，卫外功能不固之小儿，稍有不慎则易感受外邪，久之肺脾气虚，或肺阴不足，更易反复感冒，甚至引起肺系炎症等疾病。

（一）感受风寒

风寒之邪，由皮毛而入，束于肌表，郁于腠理。寒主收引，致使肌肤闭郁，卫阳不得宣发，导致恶寒、发热、无汗；寒邪束肺，肺气失宣，则鼻塞、流涕、咳嗽；寒邪郁于太阳经脉，经脉拘急收引，气血流通不畅，则导致头痛、四肢酸痛等症。

（二）感受风热

风热之邪，由口鼻而入，侵犯肺卫，肺气失宣，卫气不畅，则致发热较重、恶风、微有汗出。上扰清窍，则头痛；热邪束肺，肺气失宣，则鼻塞、流涕、喷嚏、咳嗽。咽喉为肺胃之门户，风热上乘咽喉，则致咽喉肿痛等证候。小儿肌肤薄弱，感邪之后易于传变，即使得外感风寒，正邪相争，寒易化热，或表寒未解，里热已炽，形成寒热夹杂之证。

（三）感受暑湿

感冒发热无汗，头痛鼻塞，身重困倦，咳嗽不剧，胸闷泛恶，食欲不振，或有呕吐泄泻。舌质红，苔黄腻，指纹浮红，脉数。

（四）时行感冒

全身症状较重，壮热嗜睡，汗出热不解，目赤咽红，肌肉酸痛，或有恶心呕吐，或见疹点散布。舌红苔黄，指纹浮紫，脉数。

二、诊断要点

1.临床上以鼻塞流涕、喷嚏、咳嗽、发热恶寒等症为主，可伴呕吐，腹泻、头痛或高热惊厥。

2.四季均有。常于秋冬、冬春气候骤变时发病。

3.血常规检查。病毒感染者，白细胞总数正常或偏低；细菌感染者，白细胞总数及中性粒细胞增高。

三、鉴别诊断

1.急性传染病早期：多种急性传染病都有类似感冒的症状，如麻疹、水痘、手足口病、幼儿急疹、百日咳、流行性脑脊髓膜炎等。应根据流行病学史、临床表现、实验室检查等加以鉴别。

2.急性感染性喉炎：本病早期仅表现出发热、微咳、声音嘶哑、病情较重时可闻及犬吠样咳嗽及吸气性喉鸣。

四、临床表现与辨证论治

（一）风寒感冒

临床表现：恶寒重，发热轻，鼻流清涕，喷嚏，喉痒微咳，头痛无汗，口不渴，舌偏淡，舌苔薄白，脉浮紧，指纹浮红。

治则：辛温解表，疏风散寒。

处方：解表三法（开天门100次，推坎宫100次，揉太阳2分钟），推三关200次，揉耳后高骨3分钟，掐二扇门2分钟，清肺经200次，黄蜂入洞2分钟，拿风池2分钟，按揉肺俞2分钟，捏脊10遍。

方义：解表三法为治疗外感病证的必做手法。配合推三关，以加强祛除寒邪之功；掐揉二扇门、拿风池、捏脊，以发汗解表，使邪从汗解，清肺经，按揉肺俞以宣肺止咳。

（二）风热感冒

临床表现：发热重，鼻塞流浊涕，咽红或肿，咳嗽痰黄稠，恶风头痛，舌质红，舌苔薄，黄脉浮数，指纹浮紫。

治则：辛凉解表，宣肺清热。

处方：解表三法（开天门100次，推坎宫100次，揉太阳2分钟），清天河水300次，退六腑、清肺经各100次，推脊柱10遍。

方义：开天门、推坎宫、揉太阳能疏风解表；清肺经能宣肺止咳，清天河水退六腑，推脊柱清热解毒。

（三）暑湿感冒

临床表现：发热，无汗或汗出不解，头晕，头痛，鼻塞，身重困倦，胸闷，食欲不振，或有呕吐、泄泻，小便短黄，舌质红，苔黄腻，脉滑数，指纹紫滞。

治则：清暑解表，化湿行气。

处方：解表三法（开天门100次，推坎宫100次，揉太阳2分钟），清天河水、退六腑各200次，揉耳后高骨、清肺经各150次，掐揉二扇门、推三关、拿风池、拿肩井各100次，捏脊10遍。

方义：解表三法、揉耳后高骨，既调和阴阳，又祛湿解表；耳后高骨还有镇静安神，防惊风的作用；清肺经清肃肺，推三关、掐二扇门专一发汗；重点操作拿风池、拿肩井，以祛风解表，风祛正安。

（四）时行感冒

临床表现：起病急骤，高热，恶寒，无汗或者汗出热不解，头痛心烦，目赤咽红，肌肉酸痛，腹痛，恶心，呕吐，大便稀薄，舌红，苔黄，脉数，指纹紫。

治则：清热解毒。

处方：清肺经、清天河水各200次，退六腑、清大肠、揉板门各150次，按揉足三里100下，捏脊10遍。

方义：退六腑以清热解毒，清天河水辛凉发散，清大肠、揉板门、按揉足三里健脾运胃。

（五）兼证

1.夹痰　揉乳旁、乳根，揉丰隆，揉掌小横纹，按弦走搓摩。

2.夹滞　揉板门，掐揉四横纹，揉中脘天枢，捏脊。

3.夹惊　清肝经，掐揉小天心，分手阴阳。

五、病案

王某，男，3岁，鼻塞流清涕，喷嚏，轻咳3天，头痛，无汗，哭闹不安，大便干。舌淡红，苔薄白，指纹浮红，脉浮紧。

诊断：风寒感冒。

治则：辛温解表，疏风散寒。

取穴：开天门，推坎宫，揉太阳，揉耳后高骨，掐揉二扇门，拿风池，按揉肺俞，捏脊。

治疗：推拿1次后症状减轻，仍按以上处方推拿两次基本痊愈。

六、预防及护理

1.注意体格锻炼，多做户外活动，增强体质。

2.注意随气候变化增减衣物，尤其气温骤变时。

3.冬春感冒流行时，少去公共场所，避免交叉感染。

4.患病期间，多饮开水，给予易消化食物。高热患儿及时降温处理。做好口腔护理。

第二节　咳嗽

咳嗽是小儿最为常见的肺系证候之一，临床以咳嗽为主症。咳以声言，嗽以痰名，有声有痰谓之咳嗽。

咳嗽可分为外感咳嗽与内伤咳嗽，由于肺常不足，卫外不固，很容易感受外邪引起发病。本病一年四季均可发病，而以冬、春季节多见，0～3岁以下婴幼儿多发，多数预后良好，部分可反复发作。

一、病因病机

咳嗽的病因分外感与内伤。

外感咳嗽多为外邪犯肺。肺为娇脏，职司呼吸，其性肃降，上连咽喉而开窍于鼻，外合皮毛，主一身之表，居脏腑之上，外感邪气，首当犯肺。小儿形气未充，肌肤柔弱，卫外功能较差，风寒或风热外侵，邪束肌表，肺气不宣，清肃失职，痰液滋生，或感受燥气，气道干燥，咽喉不利，肺津受灼，痰涎黏结均可引起咳嗽。

内伤咳嗽多因患儿平素体虚，或外感咳嗽，日久不愈，耗伤正气，致肺阴虚损，肺气上逆，或因小儿先天脾胃虚弱，易为乳食所伤，致使脾胃虚寒，健运失职，痰湿内停，上贮于肺，壅阻气道，致使肺气不得宣畅，引起咳嗽。西医学认为咳嗽是由于呼吸道炎症、异物刺激呼吸道黏膜，通过咳嗽中枢引发咳嗽动作。咳嗽是一种保护性反射，通过咳嗽可将呼吸道异物或分泌物排出体外。

二、诊断要点

1.一年四季均可发生，尤以冬春季为多。

2.外感咳嗽多有上呼吸道感染病史，内伤咳嗽多有其他兼症。

3.临床表现以咳嗽、咯痰为主症。肺部听诊两肺呼吸音粗糙，可闻及干啰音或不固定的湿性啰音。

三、辅助检查

1.X线检查多正常或出现片状阴影。

2.肺部听诊，可闻及不固定的干性或湿性啰音。啰音多变，可随体位改变，或咳嗽后减少。

3.实验室检查，轻症病例，白细胞数正常或稍增高；重症病例或继发性细菌感染者，白细胞总数常明显增高及核左移。

四、鉴别诊断

1.百日咳本病亦表现为咳嗽，临床以阵发性、痉挛性咳嗽，咳毕有特殊的吸气性吼声，最后以吐出痰沫而止为特征。

2.肺炎喘嗽，本病亦有咳嗽，但临床常伴发热、喘急、鼻煽等症状。胸部X线检查，可见小片状、斑片状阴影，或见不均匀的大片阴影。

3.过敏性咳嗽，持续或反复发作性剧烈咳嗽，多呈阵发性，晨起较明显，孩子活动或哭闹会加重，遇到冷空气常打喷嚏、咳嗽，但痰很少，夜间比白天重，通常会持续3个月以上。

五、临床表现与辨证论治

本病辨证，根据病程的长短和表证的有无辨外感、内伤，并结合咳嗽的声音、咳痰性状辨寒热、虚实。起病急，病程短，伴发热、鼻塞流涕等表证者为外感咳嗽；起病缓，病程较长，伴不同程度的脏腑功能失调者为内伤咳嗽；咳声洪亮有力，多为实证；咳而声低气怯，多为虚证。

（一）风寒咳嗽

临床表现：冬春多发，咳嗽有痰，咯痰稀薄，鼻塞流涕，恶寒发热，舌红，苔薄白，脉浮紧，指纹浮红。

治则：疏风散寒，宣肺止咳。

处方：清肺经、开天门、推坎宫、揉太阳各200次，推三关、揉外劳宫、揉掌小横纹各100次，按揉天突、膻中、肺俞各100下。

方义：推肺经，配合开天门、推坎宫、揉太阳疏风解表；推三关、揉外劳宫、揉掌小横纹，温阳散寒，宣肺止咳；按揉天突、膻中、肺俞，止咳化痰。

（二）风热咳嗽

临床表现：咳嗽有痰，痰黄黏稠，不易咳出，鼻流浊涕，咽喉肿痛，发热汗出，大便秘结，小便黄数，舌红，苔薄黄，脉浮数，指纹浮紫。

治则：疏风清热，化痰止咳。

处方：平肝清肺经、开天门、推坎宫、揉太阳、退六腑、清天河水各200次，揉掌小横纹100次，揉天突100次，肺俞200次。

方义：推肝经、肺经配合开天门、推坎宫、揉太阳，疏风解表；清天河水、退六腑，清热宣肺；揉掌小横纹配基础方中的推膻中、揉肺俞，止咳化痰，宽胸理气。

（三）内伤咳嗽

临床表现：干咳少痰，久咳不止，伴手足心热，午后潮热，口渴咽干，食欲不振，形体消瘦，倦怠乏力，舌红苔少乏津，脉细数，指纹紫滞。

治则：养阴清肺，润肺止咳，健脾化痰。

处方：平肝清肺经、补脾经各200次，揉乳旁乳根、揉中脘、按揉足三里各100次，揉腹200次，捏脊10遍。

方义：补肺经配合补脾经，健脾养肺；揉乳旁、乳根，揉肺俞，宣肺止咳；揉中脘、按揉足三里，健脾胃，助运化。阴虚咳嗽，加补肾经、推三关、揉二人上马各200次以滋阴；痰吐不利，加揉丰隆、揉天突各200次以止咳化痰。

六、病案

张某，女，2岁。咳嗽、咳痰3天，患儿受凉后鼻流清涕，咳嗽有痰，夜间频咳不得卧，听诊双肺有痰鸣音，舌红，苔薄白，脉浮紧，指纹浮红。

诊断：风寒咳嗽。

治则：疏风散寒，宣肺止咳。

取穴：清肺经，开天门，推坎宫，揉太阳，推三关，揉外劳宫，揉掌小横纹，按揉天突、膻中、肺俞。

治疗：推拿2日后咳嗽明显减轻，夜眠安宁。按以上处方继续推拿3日后痊愈。

七、预防及护理

1.适当到户外活动，加强体格锻炼，增强小儿抗病能力。

2.注意休息，保持环境安静，保持室内空气清新流通，相对湿度约为60%，室温24℃为宜。

3.饮食宜清淡、易消化、富含营养；忌辛辣刺激、过甜食物。

4.咳嗽时防止食物呛入气管引起窒息。

5.经常变换体位以轻拍背部，有助于排出痰液。

第三节 发热

小儿体温异常升高，高于正常标准（腋温36~37℃）称发热，是小儿许多疾病中的一个常见症状。由于小儿具有"阳常有余，阴常不足"的生理病理特点，很多急性、慢性病证均有发热的症状。发热程度分为四级：①低热（腋下体温37.5～38℃）；②中等热（38.1～39℃）；③高热（39.1～41℃）；④超高热（41℃以上）。两周以内为短期发热，持续两周以上为长期发热。在临床上，发热一般分为外感发热、食积发热、惊恐发热、阴虚发热。根据发热的原因，又可分为外感发热与内伤发热，其中以外感发热为常见，但除感冒以外，某些急性传染病的初期均有不同程度的发热，如麻疹、流行性乙型脑炎、丹痧、水痘等。年幼体弱患儿，在病程中还易出现变证、兼证，这些都应加以注意。

一、病因病机

小儿由于"稚阴未长"，不耐邪热，不仅外感阳热邪气易致发热，而且外感阴寒邪气、内伤饮食、积滞热化，均可致发热。

1.外感发热　小儿脏腑娇嫩，形气未充，肌肤薄弱，卫外不固，抗邪能力不足，寒暖不知自调，当气候骤变，冷热失常，或看护不周时，外邪乘虚袭表，卫阳被郁而致外感发热。

2.食积发热　小儿肠胃薄弱，且乳食不知自节，若恣食肥甘厚味损伤脾胃，运化失司而成积滞，积而化热，熏灼胃肠，蒸发肌表，导致发热。

3.惊恐发热　小儿为纯阳之体，心肝有余，目触异物，耳闻异声，跌扑惊恐，致令心气不宁，心火上炎，引动肝经之火，也可导致小儿发热。

4.阴虚发热 小儿体属稚阴，阳常有余，阴常不足，若温邪迁延，或吐泻久，或过用温燥，或久病伤阴，均致阴液亏损，阴不制阳，阳气偏盛而发热。

二、诊断要点

小儿有感受外邪、食积或受惊吓病史。

三、辅助检查

1.血常规 病毒感染时，白细胞计数和中性粒细胞的百分数大多正常或减少；细菌感染时，白细胞计数和中性粒细胞的百分数大多增高，体弱患儿可减少。

2.大便常规 侵袭性细菌性肠炎，粪便镜检有大量白细胞、不同数量的红细胞，常有吞噬细胞；出血性大肠杆菌性肠炎，粪便镜检有大量红细胞，常无白细胞；疫毒痢粪便镜检有大量脓细胞、白细胞，并见红细胞；病毒性肠炎粪便镜检有少量白细胞。

四、鉴别诊断

1.时行疾病 如化脓性扁桃体炎、淋巴结炎、肺炎、麻疹、水痘、痄腮、手足口病等。初期均有不同程度的发热，有明显的流行性和传染性。应根据症状、出疹热点、特殊体征加以鉴别。

2.夏季热 多见于3岁以下小儿，其发病主要集中在6、7、8月，临床以低热、口渴多饮、多尿、汗闭为特征，秋凉后好转。

3.结核病　小儿结核以原发性肺结核多见，临床常表现为午后低热、盗汗、体重不增等，多有结核病密切接触史，结核菌素试验（PPD试验）多为强阳性，X线可见结核病灶。

4.其他　如乳蛾、肺炎喘嗽亦可出现发热，但乳蛾可见喉核肿大或红肿疼痛；肺炎喘嗽会伴明显咳嗽、喘急、鼻翕等。

五、临床表现与辨证论治

（一）外感发热

临床表现：发热轻，恶寒重，头痛，无汗，鼻塞流清涕，喷嚏，喉痒，苔薄白，指纹鲜红者为风寒；发热重，恶风，微汗出，鼻流黄涕或浊涕，口干，咽痛，苔薄黄，指纹红紫者为风热。

治则：疏风解表，清热利咽，发散外邪。

处方：开天门、推坎宫、揉太阳各200次，清肺经300次，清天河水300次，捏脊15遍。风寒者加推三关200次，掐二扇门200次，推天柱骨50次，拿风池50次。风热者加推脊柱100次，同时配合揉大椎、曲池、外关、合谷等穴位。

方义：开天门、推坎宫、揉太阳，能开通经络、调和阴阳、祛除在上在外之邪气，以疏风解表；清肺经、清天河水，以宣肺清热；风热者，加推脊柱、揉大椎、曲池、外关、合谷，以清热解表；风寒者，加推三关、揉二扇门、推天柱骨、拿风池,以散寒解表。

加减:咳嗽、痰鸣、气急者,加推揉膻中、运内八卦、揉肺俞;痰多者,加揉丰隆;鼻塞者,加黄蜂入洞;咽痛者,加掐揉少商,拿合谷;脘腹胀满、不思乳食、嗳腐吞酸、恶心呕吐者,加揉中脘、分腹阴阳、揉板门、推天柱骨;夜寐不宁、惊惕不安者,加清肝经、掐小天心、掐揉五指节。

(二)食积发热

临床表现:发热以食积内伤,腹壁手足心热,不思饮食,便秘烦躁,夜卧不宁,呕吐反酸,腹胀饱满,舌红苔黄腻,脉滑数,指纹紫滞。

治则:消积导滞,清泻里热。

处方:清胃经、清大肠、清肺经各300次,揉板门100次,运内八卦100次,清天河水、退六腑各200次,揉天枢200次,揉腹300次,分推腹阴阳各100次,捏脊10遍。

方义:清肺经、清胃经,能清肺胃实热;清大肠、揉天枢,可调理大肠,通泄腑热;清天河水、退六腑,能清热除烦;揉板门、运内八卦、摩腹、捏脊,可理气消食。

加减:若大便干燥难以排出者,加推下七节骨、顺时针摩腹、掐揉膊阳池;夜寐不安者,加清肝经、掐揉小天心、掐揉五指节。

(三)惊恐发热

临床表现:发热不甚,昼轻夜重,伴有面色青黄,心悸不宁，睡梦虚惊，甚则睡卧手足瘛动，惊啼，舌红，苔黄，脉弦数，指纹青紫。

治则：镇惊安神，清热外散。

处方：清肝经、清心经、补肾经各300次，掐揉五指节100下，推三关、清天河水各200次，摩囟门100次，揉腹200次，捏脊10遍。

方义：清天河水、清心经，以清心火、安神志、退惊；清肝经、补肾经，可清肝泻火、益肾精、安神定志；摩囟门、掐揉五指节，可安神定惊；推三关，使惊热外散。

加减：惊悸者加捣小天心，大便色绿者加揉外劳宫。

（四）阴虚发热

临床表现：午后夜间发热，手足心热，盗汗，形体瘦削，盗汗，食纳减少，舌红苔剥，脉细数，指纹淡紫。

治则：滋阴清热。

处方：补脾经、补肺经、揉上马、推擦涌泉各300次，补肾经、运内劳宫各200次，清天河水、按揉足三里各100次。

方义：补肾经、补肺经、揉上马，以滋阴补肾养肺；清天河水、运内劳宫，以退虚热；补脾经、按揉足三里，以健脾和胃；推擦涌泉，以滋阴清热，引火归元。

加减：自汗盗汗者，加揉肾顶、捏脊；烦躁不安者，加清肝经、清心经、开天门、揉百会、掐揉五指节。

六、病案

刘某，男，3岁。2016年11月2号初诊，发热1天，昨天吃肉包子，摄入牛肉过量，午后发热，夜间发热38℃，腹胀，未大便，手足心热，呕吐2次，呕吐物为不消化的食物，不思进食，夜卧不安，腹胀饱满，舌红苔黄腻，脉滑数，指纹紫滞。

诊断：食积发热。

治则：消积导滞，清泄里热。

取穴：清胃经，清大肠，清肺经，揉板门，掐揉膊阳池，运内八卦，清天河水，揉天枢，推下七节骨，揉腹，捏脊。

治疗：推后热退，未呕吐，大便1次，色黄量多，便后睡眠可。继续推拿两日后，腹软不胀，大便正常，精神佳。

七、预防及护理

1.注意休息，观察体温、脉象、呼吸、神志、大小便、出汗等情况的变化。

2.保持室内空气新鲜及良好的通风，避免冷风冷气直接吹袭，并及时擦干汗液，松解衣裤以利散热。

3.饮食宜清淡，选择易消化、富有营养的食物，少量多次饮水，供给充足的热量和水分。

4.保持大便通畅，观察排泄物性状，注意留取标本，并及时送检。

第四节　哮喘

哮喘是小儿时期常见的一种以反复发作、喉间痰鸣、呼吸急促，甚至张口抬肩、难以平卧为主要特征的肺系疾病。"哮"指声响言，"喘"指气息言，哮必兼喘。本病好发于春秋季节。因气候骤变，寒温失宜、饮食不当、接触异物等诱发，常在夜间和清晨发作、加剧。哮喘有明显的遗传倾向，初发年龄以1~6岁多见，多数患儿可经治疗和随着年龄增长，发育至成熟期后逐渐康复。少数失于防治，病程越长，对患儿机体的影响则越大。

一、病因病机

1.禀赋不足　由于小儿先天禀赋不足、脏腑功能失调导致宿痰停聚于患儿的肺经，痰湿或痰热伏于患儿肺内而成为哮喘的宿根，为哮喘病的内因。

2.痰湿停聚　哮喘主要原因是肺系一向有痰湿停聚的情况，当体质虚弱，感受邪气，引起气动痰升，阻塞肺络，而致肺失肃降，出现痰鸣、喘逆、呼吸困难等。

3.感受风寒　因感受风寒，肺虚卫外不固，风寒外邪易于侵入，痰浊阻于气道而致。

另外，西医学认为，本病的发生主要由于机体过敏所致，由于过敏原（如花粉、油漆、鱼虾等）致使细小支气管平滑肌发生痉挛，而产生一系列症状。过度疲劳、情绪冲动等也常为本病的诱发因素。

二、诊断要点

1.常突然发作，发作时喘促、咳嗽、气喘、呼气延长、喉间痰鸣，甚至不能平卧，口唇青紫。查体可见桶状胸、三凹征。

2.有反复发作病史。

3.发作时肺部出现以呼气相或吸气相为主的哮鸣音。

4.辅助检查血常规：白细胞一般正常，继发感染时增高。嗜酸性粒细胞在6%以上，最高可至30%。X线检查：肺过度充气透明度增高，肺纹理可能增多。

三、鉴别诊断

肺炎哮喘：哮喘以咳嗽、哮鸣、气喘、呼气延长为主症，多数不发热，常反复发作，多有过敏史，两肺有哮鸣音；肺炎喘嗽以发热、咳嗽、气急、鼻煽为主要临床表现，多数发热.两肺多以湿啰音为主。

四、临床表现与辨证论治

（一）寒性哮喘

临床表现：气喘咳嗽，喉间痰鸣，痰稀色白，鼻塞声重，流清涕，胸闷气喘，舌苔薄白，脉浮紧，指纹红。

治则：温肺散寒，降逆平喘。

处方：按揉定喘、肺俞各 100 次，清肺经、推小横纹各 100 次，推揉膻中、运内八卦各 100 次，推三关、揉外劳宫各 100 次。

方义：按揉定喘、肺俞、清肺经、推小横纹以宣肺肃肺，降气平喘，推揉膻中、运内八卦以宽胸理气，推三关、揉外劳宫以温中散寒。

（二）热性哮喘

临床表现：咳嗽喘息，声高息涌，喉间痰鸣，痰稠黄难咳，身热，面赤，鼻塞，流黄涕，口干，咽红，便秘，舌红苔黄，脉滑数，指纹紫。

治则：清热宣肺，化痰平喘。

处方：按揉定喘、肺俞各 100 次，清肺经、推小横纹各 100 次，揉丰隆、推揉膻中各 100 次，揉内劳宫、清天河水各 100 次。

方义：按揉定喘、肺俞、清肺经、推小横纹以宣肺肃肺，降气平喘；揉丰隆、推揉膻中以化痰平喘；揉内劳宫、清天河水以清热宣肺。

（三）肺脾气虚

临床表现：反复感冒，自汗，久咳不止，气短而喘，咯痰清稀，面部虚浮，食欲不振，食少，腹胀，便溏，脚软无力，气短懒言，神疲乏力，舌淡，苔白滑，脉弱，指纹淡。

治则：健脾益气，补肺固表。

处方：按揉定喘、肺俞各100次，清肺经、推小横纹各100次，补脾经、推三关、揉脾俞、补肺经、揉肺俞、揉足三里各300次。

方义：按揉定喘、肺俞，清肺经，推小横纹以宣肺肃肺，降气平喘；补脾经、推三关、揉脾俞、揉足三里健脾益气；补肺经、揉肺俞益肺固表。

（四）脾肾阳虚

临床表现：喘促日久，呼长吸短，动则喘息更甚，形瘦神疲，气不得续，腹胀纳差，大便溏泻。舌质淡，苔薄白，脉沉细，指纹淡。

治则：健脾温肾，固摄纳气。

处方：按揉定喘、肺俞各200次，清肺经、推小横纹各100次，补脾经、补肾经、揉脾俞、揉肾俞各300次，揉命门、摩揉丹田各200次。

方义：按揉定喘、肺俞，清肺经，推小横纹以宣肺肃肺，降气平喘；补脾经、补肾经、揉脾俞、揉肾俞以益肺健脾温肾；揉命门、摩揉丹田以温补肾阳，固摄纳气。

（五）肺肾阴虚

临床表现：咳嗽时作，喘促无力，咳痰不爽，面色潮红，盗汗，消瘦气短，手足心热，舌质红，苔花剥，脉细数，指纹淡红。

治则：养阴清热，补益肺肾。

处方：按揉定喘、肺俞各100次，清肺经、推小横纹各100次，补肺经、补脾经、揉脾俞各300次，揉二马、清天河水、揉三阴交各200次。

方义：按揉定喘、肺俞，清肺经，推小横纹以宣肺肃肺，降气平喘；补肺经、补脾经、揉脾俞以健脾益肺；清天河水、揉二马、揉三阴交以清热滋阴。

五、病案

李某，女，4岁半。患哮喘年余，每因感冒而发，愈犯愈重。前天浸冷水而诱发，夜间喘咳加重，胸高抬肩不得卧，咳吐清稀黏痰，汗出，大便干。查体：面黄，神疲闭目，舌淡苔薄白，喉间痰鸣，脉细数。

诊断：哮喘。

治法：温肺散寒，降逆平喘。

取穴：按揉定喘、肺俞，清肺经，推小横纹，推揉膻中，逆运内八卦，推三关，揉二马15分钟，退六腑15分钟以降气通便。

治疗：对小儿进行推拿，次日复诊，推后大便1次，按原穴推4日后，病情明显好转，精神可。改穴：清胃，清天河水，揉二马，运八卦，继推3次后痊愈。

六、预防及护理

1.改善环境消除诱发哮喘的各种因素，如螨尘、蟑螂、花粉等诱发气道变应性炎症反应的因素，则需要经常打扫环境，清洗被褥等。

2.生活规律避免过度疲劳，预防呼吸道感染，消除鼻咽、口腔的病灶，适当参加体育活动，但运动量应循序渐进，并应得到医生的指导。

3.中药预防发作在发作间歇期，主张扶正培本，采用健脾益气补肾之法，在医生指导下，并根据不同类型给予辨证论治。

第五节　积滞

积滞是小儿内伤乳食，停聚中焦，积而不化，气滞不行所形成的一种胃肠疾患。以不思乳食，食而不化，腹部胀满或疼痛，嗳气酸腐或呕吐，大便溏薄或酸臭秘结为临床特征。

一、病因病机

本病一年四季均可发生。主要病因为乳食内积，食而不化。以夏秋季节、暑湿当令时发病较高。

（一）乳食不化

乳食内积，损伤脾胃。病机为乳食不化，停积胃肠，脾运失常，气滞不行。《保婴撮要·食积寒热》说：“小儿食积者，因脾胃虚寒，乳食不化，久而成积。”其指出了小儿食积的发生原因，食积可分为伤乳和伤食。伤于乳者，多因哺乳不节，食乳过量或乳液变质，冷热不调，皆能停积脾胃，壅而不化，成为乳积。伤于食者，多因饮食喂养不当，偏食嗜食，饱食无度，杂食乱投，生冷不节，食物不化。

（二）脾虚夹积

乳食停积中焦，胃失和降，则呕吐酸馊不消化之物；脾失运化，升降失常，气机不利，出现脘腹胀痛，大便不利或大便酸臭的情况。若积滞壅塞，腑气不通，则会见腹胀腹痛，大便秘结之症，此属乳食内积之实证。食积日久，损伤脾胃，脾胃虚弱，运纳失常，复又生积，此属因积致虚；亦有先天不足，病后失调，脾胃虚弱，胃不腐熟，脾失运化，而致乳食停滞为积，此属于因虚致积。二者均为脾虚夹积、虚中夹实之候。

二、诊断要点

1.有伤乳、伤食史。

2.乳食不思或少思，脘腹胀满，呕吐酸馊，大便溏泻、酸臭或秘结。

3.可伴有烦躁不安，夜间哭闹，或有发热等症。

4.大便检查，可见不消化的食物残渣或脂肪球。

三、鉴别诊断

厌食因喂养不当，脾胃失运所致，以长期食欲不振、食量减少、厌恶进食为主症。无明显消瘦，精神尚可，一般预后较好。

四、临床表现与辨证论治

（一）乳食不化

临床表现：不思乳食，烦躁多啼。夜卧不安，食欲不振，或呕吐酸馊乳食，脘腹胀满或疼痛，大便酸臭，手足心热，舌红苔腻，指纹紫滞。

治则：消积导滞，调理脾胃。

处方：补脾经、揉板门各200次，清胃经、清大肠各100次，揉中脘、揉天枢、按揉足三里各100次，运内八卦、掐揉四横纹各150次，揉腹300次，捏脊15遍。

方义：补脾经、揉板门、揉中脘、按揉足三里，能调理胃腑，健脾和中；运内八卦、掐揉四横纹，能消积理气；清胃经，能清胃中积食；清大肠、揉天枢，能清利肠胃并导滞。

（二）脾虚夹积

临床表现：不思乳食，食则饱胀，呕吐酸馊，腹满喜按、喜俯卧，夜寐不安，面色萎黄，形体消瘦，神疲肢倦，大便稀糊或溏，夹食物残渣，唇舌色淡，苔白腻，脉细滑，指纹淡滞。

治则：健脾助运，消积化滞。

处方：补脾经、揉板门、掐揉四横纹各200次，揉小横纹、揉外劳宫、推三关各200次，揉中脘、揉足三里、揉腹各300次，捏脊15遍。

方义：补脾经、揉中脘、按揉足三里，健脾和胃，消食助运化；掐揉四横纹、揉小横纹，调中消胀，行气消积；揉外劳宫、推三关，温阳化湿；摩腹、捏脊，健脾胃，调气血。

五、病案

苏某，女，6岁。大便恶臭、口臭两月余，患儿平素吃饭喜食肉、蛋、奶，挑食明显，不爱吃蔬菜，平素易感冒。查体：面色暗黄，口气酸馊，腹胀，手足心热，舌红苔腻，指纹紫滞。

诊断：积滞。

治则：消积导滞，调理脾胃。

取穴：补脾经，揉板门，清胃经，清大肠，掐揉四横纹，揉中脘，揉天枢，按揉足三里，运内八卦，揉腹，捏脊。

治疗：推拿5次后，食欲稍好转，夜眠安。共推拿1个疗程痊愈。饮食倍增，大便每日1次。

六、预防及护理

1.提倡母乳喂养，乳食宜定时定量，不应过饥过饱。食品宜新鲜清洁。不应过食生冷、肥腻之品。

2.随着年龄的增长，逐渐添加与年龄相适应的辅助食品，不应偏食、杂食，应合理喂养。

3.应保持大便通畅，养成良好的排便习惯。

4.饮食、起居有时，不吃零食，纠正偏食，少吃甜食，更不要乱服滋补品。

第六节　呕吐

呕吐是指胃失和降、气逆于上、胃中乳食上逆经口而出的一种病证，古人将有声有物谓之呕，有物无声谓之吐。因呕与吐常同时出现，故多称呕吐。若呕吐严重则可致津液耗伤，日久可致脾胃虚损，气血化源不足而影响生长发育。小儿哺乳后，乳汁随口角溢出，称溢乳，一般不属于病态。

一、病因病机

本病发生于任何年龄、任何季节，但临床以婴幼儿多见，好发于夏、秋季节，本病经积极治疗，一般预后良好。呕吐病变部位在胃，亦与肝脾有关，基本病因为胃失和降，气逆于上，胃为水谷之海，以降为和，气逆于上而致呕吐。

二、诊断要点

1.多见于伤食，伤乳，或腹部受寒后。
2.呕吐，肚腹胀满，腹部膨胀，压痛。

三、鉴别诊断

1.胃源性呕吐　见于各型胃炎，有恶心先兆，进食后即吐，呕吐后常感轻松。

2.反射性呕吐　见于腹腔脏器急性炎症，呕吐物有异味。

3.梗阻性呕吐　呕吐物见隔餐或隔日食物，并含腐臭味，见于幽门梗阻；呕吐物为黄绿色液体，可有粪臭味，见于肠梗阻。

四、临床表现与辨证论治

（一）伤食吐

呕吐酸臭乳块或不消化食物，不思乳食，口气臭秽，脘腹胀满，吐后觉舒，大便秘结或泻下酸臭，舌质红，苔厚腻，脉滑，指纹紫滞。

治则：消食导滞，和中降逆。

处方：补脾经、揉板门、横纹推向板门、运内八卦各200次，揉中脘、分腹阴阳、按揉足三里各100次，揉腹200次，捏脊10遍。

方义：补脾经、揉中脘、按揉足三里可健脾和胃以助运化，揉板门、运内八卦、横纹推向板门可降逆止呕。

（二）热吐

食入即吐，呕吐物酸臭，身热口渴，烦躁不安，大便酸臭或秘结，小便黄赤，唇色红而干，舌苔黄腻，指纹色紫。

治则：清热和胃，降逆止呕。

处方：清脾经、清胃经、推天柱骨、退六腑各200次，运内八卦、横纹推向板门各200次，清大肠、推下七节骨各100次，揉腹200次，捏脊10遍。

方义：清脾经、清胃经，配推天柱骨，可清中焦积热，和胃降逆止呕；退六腑，加强清热作用；运内八卦、横纹推向板门，可宽胸理气，和胃止呕；清大肠，推下七节骨，可泄热通便，使胃气得以通降下行。

（三）寒吐

饮食稍多即吐，时作时止，呕吐完谷不化，面色苍白，四肢寒冷，腹痛喜暖，大便溏薄，舌淡薄白，指纹色红。

治则：温中散寒，和胃降逆。

处方：补脾经、揉中脘、横纹推向板门各200次，揉外劳宫、推三关各100次，摩腹200次，捏脊10遍。

方义：补脾经、揉中脘，推天柱骨，可健脾和胃，温中散寒，降逆止呕；配横纹推向板门，善治一切呕吐；推三关、揉外劳宫，可温阳散寒以加强温中作用。

五、病案

郭某，男，4岁。昨日吃牛排、炸鸡，喝牛奶，引起呕吐4次，初为进食吐，后喝水亦吐，伴腹痛，发热，哭闹不安。曾去某诊所治疗，家长不愿打针，遂来我院要求推拿治疗。查体：精神不振，体温38.2℃，舌苔厚腻，脉滑，指纹滞。

诊断：呕吐。

治法：消食导滞，和中降逆。

取穴：补脾经，揉板门，横纹推向板门，运内八卦，揉中脘，分腹阴阳，按揉足三里，揉腹，捏脊。

治疗：第一次诊疗推拿25分钟。复诊时家长诉，患儿睡眠安，大便1次，色黄量大，体温降至正常。共推4天，痊愈。

六、预防及护理

1.调节饮食，宜定时定量，不宜过饱。不宜过食肥腻等难以消化食物。

2.哺乳不宜过急，以防吞进空气。

3.呕吐较轻者，可进易消化的流质或半流质食物，宜少量多次进食。呕吐较严重者应暂停进食。

4.呕吐时令患儿侧卧，以防呕吐物呛入气管。

第七节　腹泻

腹泻是以大便次数增多，粪质稀薄如水样为特征的小儿常见病。发病多见于3岁以下的婴幼儿，年龄愈小，发病率越高。本病一年四季均可发生，以夏、秋季较多见。不同季节发生的腹泻，证候表现有所不同。本病轻证若治疗得当，则预后良好，重症预后较差，可出现气阴两伤，甚至阴竭阳脱，久泻迁延不愈的情况，此情况易转为慢惊风或疳证。

一、病因病机

引起小儿腹泻的原因，以感受外邪、内伤饮食和脾胃虚弱等病机为主。其病变部位在于脾胃，关键在于湿盛困脾，升降失司，水反为湿，谷反为滞，清浊合而下降，形成腹泻；因胃主腐熟水谷，脾主运化精微，如脾胃受病，则饮食入胃，水谷不化，精微不布，合污而下，致成腹泻。故《景岳全书·泄泻》说："泄泻之本，无不由于脾胃。盖胃为水谷之海，而脾主运化，使脾健胃和，则水谷腐熟而化气化血，以行营卫，若饮食失节，起居不时，以致脾胃受伤，则水反为湿，谷反为滞，精华之气，不能输化，乃致合污下降，而泻利作矣。"

（一）感受外邪

小儿脏腑娇嫩，肌肤薄弱，若调护失宜，易受外邪侵袭。外感风、寒、暑、热等邪皆能与湿邪相合引起腹泻，由于时令季节不同，风寒致泻的情况四季均有。但腹泻以夏秋季多见，长夏多湿，故前人有"无湿不成泻"之说。脾喜燥恶湿，湿困脾阳，运化失职，使消化、吸收发生障碍，临床以湿热泻多见。

（二）内伤乳食

小儿脾常不足，饮食不知节制，如果喂养不当，饥饱无度，或突然改变食物性质，多食油腻、生冷，或饮食不洁，均可损伤脾胃，使水反为湿，谷反为滞，形成腹泻。

（三）脾胃虚弱

先天禀赋不足，后天调护失宜，或久病迁延不愈，皆可导致脾胃虚弱。胃弱则腐熟失职，脾虚则运化失常，因而水反为湿，谷反为滞，清浊不分，合污而下，而成脾虚泻。亦有暴泻实证，失治误治，迁延不愈，损伤脾胃，而由实证转为虚证泄泻者。

二、诊断要点

1.有乳食不节、饮食不节或感受外邪的病史。

2.大便次数增多，严重者达每天10次以上。大便呈淡黄色或清水样；或夹杂奶瓣、不消化物，如蛋花状；或黄绿稀清，或色褐而臭，夹少量黏液。同时可伴有恶心、呕吐、纳差、腹痛、发热等症。

3.重症腹泻，可见小便短少、精神烦躁或萎靡，皮肤干瘪，眼窝、囟门凹陷，啼哭无泪等脱水症状，以及口唇樱红、呼吸深长、腹部胀满、四肢发冷等症。

三、辅助检查

1.大便常规检查可见脂肪球或少量白细胞、红细胞。

2.大便病原学检查可见轮状病毒阳性或致病性大肠杆菌等细菌培养阳性的情况。

四、鉴别诊断

该病与痢疾进行区分，痢疾起病较急，大便次数增多，有黏液脓血，并可伴有腹痛、里急后重、痢下赤白黏冻等症状。大便常规可见多量脓细胞、白细胞，并可找到吞噬细胞，大便培养可见痢疾杆菌阳性。

五、临床表现与辨证论治

（一）寒湿泻

泻下清稀，甚至如水样，色淡不臭，腹痛肠鸣，脘闷食少，鼻塞头痛，小便清长。苔薄白或白腻，脉濡缓，指纹色红。

治则：散寒化湿，温中止泻。

处方：补脾经、补大肠、揉天枢、摩腹各300次，推三关、揉外劳宫、摩腹、补脾经、补大肠各300次，揉龟尾100次。

方义：推三关、揉外劳宫温中散寒；补脾经、补大肠与摩腹能健脾化湿；揉龟尾能理肠止泻。全方共奏散寒化湿、温中止泻之功。

（二）湿热泻

大便水样，或如蛋花汤样，气味秽臭，或见少许黏液，泻下急迫，如水注，或泻而不爽，腹痛时作，食欲不振，或伴呕恶，神疲乏力，或发热烦躁，口渴，小便短赤。舌质红，苔黄腻，脉滑数，指纹紫。

小儿推拿疗法

治则：清热利湿，分利止泻。

处方：补脾经、补大肠、揉天枢、摩腹各300次，清大肠、退六腑各300次，清补脾经、清胃经各200次，推下七节骨、揉龟尾各100次。

方义：清大肠、退六腑能清泻肠道湿热，清胃经及清补脾经能泻脾胃湿热，推下七节骨能泄热通便，揉龟尾能理肠止泻。全方共奏清热利湿、分利止泻之功。

（三）伤食泻

腹痛肠鸣，泻后痛减，大便稀溏，夹有乳凝块或食物残渣，气味酸臭，臭如败卵，脘腹痞满，嗳气酸馊，或有呕吐，不思乳食，夜卧不安。舌苔厚腻，脉滑实，指纹滞。

治则：消食导滞，助运止泻。

处方：补脾经、运内八卦、摩腹各300次，清胃、清大肠、退六腑各200次，揉龟尾100次。

方义：补脾经能健脾消食，运内八卦能消宿食、降胃逆，摩腹善消宿食，清胃、清大肠及退六腑能清胃热、消食导滞，揉龟尾能理肠止泻。全方共奏消食导滞、助运止泻之功。

（四）脾虚泻

大便时溏时泻，色淡不臭，多于食后作泻，时轻时重，稍有饮食不慎，大便次数即增多，夹见水谷不化，饮食减少，脘腹胀闷不舒，面色萎黄，形体消瘦，舌淡苔白，脉缓弱，指纹淡。

治则：健脾益胃，温阳止泻。

处方：补脾经、补大肠、摩腹各300次，揉外劳宫200次，推上七节骨、揉龟尾各100次，捏脊20次。

方义：脾经与补大肠能健脾益气，揉外劳宫温中健脾，摩腹、捏脊能温阳消食，推上七节骨、揉龟尾能理肠止泻。

六、病案

赵某，女，8个月。因喂辅食过量引起腹泻，大便1日4次，色黄，稀有奶瓣及不消化食物，并伴不思饮食、腹胀等症状。

诊断：伤食泻。

治法：消食导滞，助运止泻。

取穴：补脾经，运内八卦，摩腹，清胃，清大肠，揉龟尾，捏脊。

治疗：第2天复诊，家长诉大便次数1次，后又巩固两次推拿，痊愈。

七、预防及护理

1.注意饮食卫生，饮食宜定时定量，不食肥厚油腻食物。

2.合理喂养。添加辅食时，品种不宜过多，变换不宜过频，要使婴儿逐渐适应新的食品后，才渐次增加其他食品。

3.避免腹部受凉。

4.发病期间，控制饮食。

5.保持皮肤清洁干燥。每次大便后，宜用温水清洗臀部，并涂适量护臀霜。

第八节 便秘

便秘是指大便秘结不通，排便次数减少或排便间隔时间延长，或虽有便意而排出困难的病证。便秘是儿科临床中常见的一个证候，可单独出现，亦可继发于其他疾病的过程中。本病一年四季均可发生，可见于任何年龄的小儿。经过合理治疗，一般预后良好。但容易造成肛裂，日久迁延不愈者，可引起脱肛、痔疮等疾病。

一、病因病机

便秘可由多种原因引起，乳食积滞，传导失常；或因燥热内结，津液干涸；或因血虚，肠失濡润；或因气虚传送无力等均可导致便秘。

1.实秘 乳食不节，喂养不当；或过食辛辣厚味香燥之品，致肠胃积热；或过用辛温药物，耗伤津液；或热病后余邪留恋，燥热内结肠道，津液不足，肠道干涩，传导失常，故大便干结。

2.虚秘 先天禀赋不足或后天失调，或久病脾虚运化失职，气血生化无源，导致气血亏，气虚则温煦无权，阳气不足，以致阴气凝结，大肠传导无力而大便艰涩难下；血虚则真阴亏，火旺则耗伤津液，津少不能滋润肠道，故而使大便排出困难。

二、诊断要点

患儿可有喂养不当、挑食、偏食等情况，感时邪、情志不畅、脏腑虚等病史。便秘轻者仅大便前部干硬，重者大便坚硬，状如羊屎。排便次数减少，间隔时间延长，常2～3天排便一次，甚者可达6～7天一次。或虽排便间隔时间如常，但排便艰涩，或便意频频，难以排出或排净；伴有腹胀、腹痛、食欲不振、排便哭闹等症。因便秘可发生肛裂、便血、痔疮等，部分患儿左下腹部可触及粪块。辅助检查单纯性便秘时，实验室与其他检查多无异常。

三、鉴别诊断

1.先天性巨结肠主要表现为顽固性便秘，新生儿有胎便排出延迟，小儿便秘症状进行性加重，伴有严重腹胀、消瘦、生长发育落后等。钡剂灌肠检查显示近直肠至乙状结肠处狭窄，上段结肠异常扩大。

2.机械性肠梗阻主要表现为急性便秘，伴阵发性剧烈腹痛腹胀、恶心呕吐、肠鸣音亢进，腹部X线检查显示多个扩张肠袢及较宽气液平面，结肠远端及直肠再无肠气。

四、临床表现与辨证论治

本病辨证时要分清虚实寒热。一般病程短，粪质多干燥坚硬，腹胀拒按者为实证；病程较长，病情顽固，大便虽不甚于硬，但多欲便不出或便出艰难，腹胀喜按者为虚证；伴随身热面赤，口渴尿黄，喜凉恶热者属于热证；伴随面白肢冷，小便清长，喜热，恶寒者，属于寒证。

（一）实秘

大便干结，排出困难，烦热口臭，纳食减少，腹部胀满，面赤身热，口干唇燥，小便黄少，苔厚腻或黄燥，脉弦滑，指纹色紫。

治则：调理脾胃，消积导滞。

处方：清大肠、揉腹各300次，清补脾经（清后加补）、顺时针摩腹300次，退六腑、运内八卦各200次，按揉膊阳池、下推七节骨各200次，按揉足三里300次、捏脊10次。

方义：清补脾经、摩腹、捏脊、按揉足三里具有健脾助运之功，运内八卦、摩腹能疏肝理气、调理脾胃的作用，清大肠、退六腑、按揉膊阳池及下推七节骨能消积导滞。

（二）虚秘

虽有便意，但临厕努挣难排，汗出，气短乏力，面白神疲，肢倦懒言，苔薄白，指纹色淡，为气虚便秘。大便干结，努挣难下，面白无华，口干心烦，潮热盗汗，为血虚津亏之便秘。

治则：健脾益气，养血滋阴。

处方：补脾经、推三关、摩腹各300次，补肾经、清大肠各200次，按揉膊阳池、揉上马、按揉足三里各300次，捏脊10次。

方义：补脾经、推三关、摩腹、捏脊、按揉足三里能健脾调中，益气养血；补肾经、清大肠、按揉膊阳池、揉上马，能滋阴润燥。

五、病案

张某，男，4岁。大便干结，排出困难半年余。近7天未排大便，食欲不振，口臭，腹胀，舌红苔厚腻，脉弦滑，指纹色紫。

诊断：便秘。肠胃积热，耗伤津液，津液不足，肠道干涩，传导失常，故大便干结。

治法：消食导滞，调理脾胃。

取穴：清大肠，按揉膊阳池，揉腹，清补脾经，退六腑，运内八卦，按揉膊阳池，下推七节骨，按揉足三里，捏脊。

治疗：对小儿进行上述操作，并嘱吃青菜，多喝水。患儿第二天大便1次，大便先干（羊粪状）后稀（糊状）。接下来继续推拿1个疗程，以巩固治疗。

六、预防及护理

1.饮食调理，多吃蔬菜和水果。

2.养成一个良好的定时排便习惯，改掉拿着书如厕等不良习惯。

3.积极锻炼身体，多运动，保持每天有足够的运动量。

4.及时治疗原发疾病，如先天性巨结肠、过敏性结肠炎等。

第九节　厌食

厌食是指小儿较长时间厌恶进食，食量减少，甚至拒食的一种小儿常见病证。中医古代文献中无小儿厌食的病名，但文献所载"不思食，不嗜食，不饥不纳，恶食"等症状的描述，与本病相似。

本病可发生于任何季节，但夏季暑湿当令之时，可使症状加重。各年龄段儿童均可发病，以1~6岁小儿为多见。患儿除了食欲不振外，一般无其他明显不适，预后良好，但长期不愈者精神疲惫，体重减轻，抗病力弱，病程长者对小儿的生长发育有一定的影响，故应及时治疗。

一、病因病机

本病的病因有先天因素和后天因素，病变部位主要在脾胃，病机关键是脾胃失健，纳化失和。小儿生机蓬勃，发育迅速，但脏腑娇嫩，脾常不足，若先天禀赋不足，或后天调护失宜，喂养不当，以及长期偏食等情况，都可影响脾胃的正常纳化吸收，致脾胃不和，纳化失健，形成厌食。

二、诊断要点

1.以纳呆甚则拒食为主症。

2.面色少华，形体偏瘦，但精神尚好，活动如常。

3.病程在1个月以上。

4.有喂养不当、饮食失节或病后失调史。

5.排除因各种疾病、药物引起的食欲低下。

三、鉴别诊断

1.假性厌食症　必须先排除患儿是否患有感冒或内科慢性疾病，真正的厌食是指患儿长时期食欲不振，看到食物不欲食，这种情形一般连续1个月以上。

2.缺铁性贫血　是小儿的多发病，缺铁除了对造血功能和细胞免疫功能产生影响外，还可引起胃酸减少，胃、十二指肠炎，肠黏膜萎缩和吸收功能障碍等胃肠消化异常的情况，影响小儿食欲，甚至小儿的生长发育。该疾病与小儿厌食症所表现的症状有一定的相似，所以应多方排查，以免误诊。

3.疳病　可由厌食或积滞发展而成，以面黄肌瘦、毛发稀疏、肚腹膨胀、青筋暴露或腹凹如舟等为特征，病程较长，影响生长发育，且易并发其他疾患。

四、临床表现与辨证论治

（一）脾失健运

面色少华，不思纳食，或食物无味，拒进饮食，形体消瘦，而精神状态正常，大小便均正常。舌红，苔白或薄腻，脉尚有力，指纹滞。

治则：和脾助运。

处方：补脾经300次，揉中脘100次，揉腹200次，揉板门100次。运内八卦，按揉脾俞、胃俞、肝俞各200次，掐揉四横纹100次，捏脊10遍。

方义：揉中脘、摩腹开胃消食，运八卦配合按揉脾、胃、肝俞和中消食，掐揉四横纹以增强运脾理气作用。

（二）胃阴不足

口干多饮而不喜进食或拒食，皮肤干燥，缺乏润泽，大便干结，小便短黄，烦躁少寐，手足心热，舌苔多见光剥，亦有光红少津者，舌质偏红，脉细数，指纹淡紫。

治则：滋阴养胃。

处方：补脾经300次，揉中脘100次，揉腹200次，揉板门100次。分手阴阳（阴重阳轻）、补胃经各300次，运内八卦200次，捏脊10遍。

方义：揉中脘、摩腹、揉板门开胃消食，分手阴阳、补胃经能养胃生津，运内八卦健脾助运。

（三）脾胃气虚

精神疲惫，面色萎黄，全身乏力，不思饮食或拒食，若稍进食，大便中有不消化残渣，伴形体消瘦、易出汗等症状，舌质淡苔白，脉细弱，指纹淡。

治则：健脾益气。

处方：揉中脘100次，摩腹200次，揉板门100次，补脾经、运内八卦各300次，清大肠、补肾经各200次，捏脊20次。

方义：揉中脘、摩腹、揉板门开胃消食，运内八卦和胃益气，清大肠温中止泻，补肾经能温阳下元，捏脊能健脾和胃。

五、病案

王某，女，3岁，食欲不振半年余，强行喂则吐，大便干结，烦躁不安，睡中易哭闹，平素易感冒。查体：面色黄，消瘦，腹胀，手足心热，舌红苔腻，指纹紫滞。

诊断：厌食，后天调护失宜，喂养不当及长期偏食等情况，脾胃的正常纳化吸收致脾胃不和，纳化失健，形成厌食。

治法：和脾助运。

取穴：补脾经，揉中脘，揉腹，揉板门，运内八卦，按揉脾俞、胃俞，掐揉四横纹，捏脊。

治疗：推拿6次后，食欲稍好转，夜眠安。共推拿1个疗程痊愈。饮食倍增，大便每日1次。

六、预防及护理

1.要保持合理的膳食，建立良好的进食习惯。动物食品含锌较多，须在膳食中保持一定比例。此外可增加锌的摄入量，可以增加食欲。如有慢性疾病和营养不良，须及早治愈。

2.少吃零食和糖果。

3.创造良好的进食气氛，使孩子在愉快心情下摄食。

4.不要使用补药和补品去弥补孩子营养的不足，在小儿进食时，需要耐心讲解各种食品的味道及其营养价值，让小儿养成良好的饮食习惯。

第十节　痢疾

痢疾是以腹痛、里急后重、下痢赤白脓血为主症的一种肠道传染病，古称"肠澼、滞下、下痢"等。本病多见于夏、秋季，以2~7岁的儿童发病率较高。

一、病因病机

本病因暑热、寒湿、疫毒等外邪侵犯肠胃而致。饮食生冷不洁，外邪随之入侵，是导致发病的主要病因。

1.感受外邪　夏秋季节，感受暑湿，湿热之邪，入于肠胃，热结于内，与气血相搏，阻滞气机，伤及肠壁、脉络，使得肠胃功能失调而致疾病；或感风冷寒湿之邪，凝结肠胃，以致气机不畅，肠道传化失司，形成本病。

2.内伤饮食　由于饮食积滞，或进食生冷不洁之物等。《医宗金鉴·幼科心法》说："痢之为证，多因外受暑湿，内伤生冷而成。寒痢者，寒冷伤胃，久痢不已，或脏气本虚，复为风冷所乘……热痢者，皆因湿热凝结于肠胃。"因此，本病的病机主要是饮食不洁导致，湿热，疫毒随不洁之食物从口入胃肠，与肠内气血相搏，湿郁热蒸，气机壅阻，蒸腐气血而致病。

二、诊断要点

1.饮食不洁。

2.腹痛，里急后重，便次增多，大便常有脓血黏冻。

3.急性痢疾发病骤急，可伴有恶寒发热；慢性痢疾则反复发作，迁延不愈。

三、辅助检查

1.急性菌痢，白细胞总数及中性粒细胞增高。

2.大便常规检查，可见白细胞、红细胞及吞噬细胞，大便培养有痢疾杆菌生长。必要时做X线钡剂造影及直肠、结肠镜检查，有助于鉴别诊断。

四、鉴别诊断

1.阿米巴痢疾 起病一般缓慢,少有毒血症症状,里急后重感较轻,大便次数亦较少,腹痛多在右侧,典型者粪便呈果酱样,有腐臭,镜检仅见少许白细胞,红细胞凝集成团,常有夏科-雷登结晶体,可找到阿米巴滋养体,乙状结肠镜检查见黏膜大多正常,有散在溃疡,本病易并发肝脓肿。

2.流行性乙型脑炎 本病表现和流行季节与菌痢(重型或中毒型)相似,后者发病更急,进展迅猛,且易并发休克,可以用温盐水灌肠并做镜检及细菌培养。此外,本病尚应与沙门菌感染、副溶血弧菌食物中毒、大肠杆菌腹泻、空肠弯曲菌肠炎、病毒性肠炎等相鉴别,慢性菌痢应与慢性血吸虫病、直肠癌、非特异性溃疡性结肠炎等鉴别。

五、临床表现与辨证论治

本病辨证时要辨寒热虚实。一般情况下,起病急骤,病程短,腹痛胀满,痛而拒按,痛时窘迫欲便,便后里急后重暂时减轻,脉滑实有力者属实。起病缓慢,病程长,腹痛绵绵,痛而喜按,便后里急后重不减,坠胀甚,脉虚弱无力者属虚。痢下脓血鲜红,或赤多白少,黏稠臭秽,身热面赤,口渴喜饮者属热;痢下白色黏冻涕状,或赤少白多,清稀而不甚臭秽,面白肢冷形寒,口不渴者属寒。根据病因将其分为湿热痢、寒湿痢、疫毒痢等，下面主要介绍常见的湿热痢和寒湿痢。

（一）湿热痢

腹痛剧烈，便下赤白，里急后重，便时哭闹不安，肛门灼热，壮热烦渴，小便短赤，舌红唇干，苔黄腻，指纹紫。

治则：清热化湿，理气通滞。

处方：分腹阴阳100下，清大肠、清小肠、退六腑各200次，清天河水、运内八卦、揉板门各100次，按揉天枢、推下七节骨各100次，揉腹200次。

方义：清大肠、揉天枢，配清天河水，能清理肠胃湿热，通滞调中；退六腑、清小肠，清热除湿；揉板门、运内八卦、分腹阴阳，能平衡阴阳，理气消食，助运化；推下七节骨，清泻肠胃湿热，通便导滞。

（二）寒湿痢

腹痛隐隐，便下白色黏冻，白多红少，食少神疲，畏寒腹胀，苔白腻，指纹色红。

治则：温中散寒，健脾化湿。

处方：分腹阴阳、补脾经、清胃经各200次，补大肠、揉外劳宫各100次，推三关、摩腹各300次，按揉足三里150次。

方义：补脾经、补大肠，能健脾理中，温中除湿；揉外劳宫、推三关，加强温中散寒的作用；分腹阴阳，以重分阳，以治其寒，并有调理气血的作用；摩腹，摩脐，按揉足三里，能健脾和胃，温中散寒。

六、病案

李某，女，8个月。因饮食不洁，腹部受凉而引起腹泻，大便1日5次，色黄绿有黏液，腹痛，不思饮食。查体：面色青黄，舌淡苔白。化验大便常规：黏液（++），脓细胞（+）。

诊断：痢疾。寒湿之邪损伤脾胃，与气血搏结于肠道所致。

治法：温中散寒，健脾化湿。

取穴：补脾经，清胃经，补大肠，揉外劳宫，推三关，摩腹，分腹阴阳，按揉足三里，捏脊。

治疗：推拿3次症状明显好转，大便每日2次，质软无黏液。继续推拿2次后痊愈。

七、预防及护理

1.调理饮食，加强营养。

2.在夏、秋季注意避暑湿、湿热及疫毒之邪。

3.注意饮食卫生，避免接触痢疾患者，房间每天均应进行消毒。

第十一节　腹痛

腹痛是指胃脘以下、耻骨毛际以上部位发生的疼痛。腹痛一证，最早见于《黄帝内经》，如《素问·举痛论》认为"寒气客于肠胃之间，膜原之下，血不得散，小络急引故痛""热气留于小肠，肠中痛，瘅热焦渴，则坚干不得出，故痛而闭不通矣"。腹痛为小儿常见证候，可发生于任何年龄与季节，婴幼儿不能言语，多表现为无故啼哭，如《古今医统·腹痛》说："小儿腹痛之病，诚为急切。凡初生二三个月及一周之内，多有腹痛之患。无故啼哭不已或夜间啼哭之，多是腹痛之故。大都不外寒热二因。"后世一般将腹痛分为寒、热、虚、实四大类，以便于掌握。导致腹痛的疾病很多，西医学中的胰腺炎、肝炎、胆道疾病、肠梗阻、肠套叠、腹膜炎、溃疡病穿孔、肠道寄生虫病、急性肾盂肾炎、泌尿系结石、腹腔淋巴结炎等腹部器官的器质性疾病均可出现腹痛。本节所讨论的腹痛主要为功能性腹痛，功能性腹痛主要为再发性腹痛，占腹痛患儿总数的50% ~ 70%。

一、病因病机

1.感受寒邪　其多因护理不当、衣被单薄造成，腹部为风寒所侵或因过食生冷瓜果，中阳受戕。寒主收引，寒凝气滞，则经络不畅，气血不行，不通则痛，因小儿稚阳未充，故寒凝气滞者多见。

2.乳食积滞　小儿脾常不足，运化力弱，乳食又不知自节，故易伤食；或因过食油腻厚味，或强进饮食、临卧多食或误食变质不洁之物，致食积停滞，郁积胃肠，气机壅塞，痞满腹胀腹痛；或平时过食辛辣香燥、膏粱厚味，胃肠积滞，或积滞日久化热，肠中津液不足，燥热闭结，使气机受阻，腑气通降不利，从而发生腹痛。

3.**虫积** 由于感染蛔虫，扰动肠中，或窜行胆道，或虫多而扭结成团，从而导致阻止气机，和降失利。

4.**脾胃虚寒** 素体脾胃虚弱，脏腑虚冷，或久病脾虚，致使脾阳不振，运化失职，饮食内停，损伤阳气，阳气不振，温煦失职，阴寒内盛，气机不畅，腹部绵绵作痛。

二、诊断要点

1.有感受寒邪、乳食积滞、热结胃肠、气滞血案等病史。

2.以胃脘以下、脐周及耻骨毛际以上部位疼痛为主要特征。

3.疼痛以阵发性钝痛、隐痛为主，可自行缓解。

三、鉴别诊断

1.**急性胃肠炎** 多有不洁饮食史或受凉史，典型表现为弥漫的痉挛性腹痛、发热、恶心、肠鸣音活跃、轻度弥漫性腹部压痛。

2.**急性胆囊炎** 起病常在进食油腻食物后，存在右上腹并放射至肩背部的疼痛，伴有恶心、呕吐、发热。查体右上腹有压痛和肌紧张，墨菲征阳性。B超显示胆囊增大、壁厚，甚至呈"双边"征，多可见结石。

3.急性阑尾炎　典型症状为转移性右下腹痛，麦氏点局限性压痛，伴或不伴有反跳痛、伴发热，可有腹膜炎体征，当阑尾穿孔时则出现全腹腹膜炎，此时仍以右下腹体征为重。

4.肠梗阻　首发症状为突然剧烈的腹部绞痛，腹痛时伴肠鸣，疼痛部位常位于脐周，存在间歇期无疼痛，腹痛时常立即发生恶心、呕吐的症状，呕吐后腹痛可减轻。

四、临床表现与辨证论治

（一）寒痛

腹部拘急疼痛，阵阵发作，常于受凉或饮食生冷后发生、痛处喜暖、得温则舒、遇寒痛加，面色苍白，痛甚者冷汗出，唇色紫暗，肢冷，或兼吐泻、小便清长，舌淡红，苔白滑，指纹色红。

治则：温中散寒止痛。

处方：摩腹100次，拿肚角100次，补脾经300次，揉一窝风300次，推三关200次，揉外劳宫200次，揉腹500次，揉足三里5分钟，揉脾俞2分钟，捏脊10遍。

方义：揉腹、拿肚角能温中健脾、行气止痛。补脾经能温中健脾，一窝风可散寒止痛，外劳宫、三关可温里散寒，足三里可散寒止痛、健脾和胃，捏脊可消积止痛。

（二）伤食痛

脘腹胀满、疼痛拒按和不思乳食为主要临床表现，有伤乳伤食病史，伴嗳腐吞酸，或腹痛欲泻，泻后痛减，或大便秘结，或时有呕吐，吐物酸馊，粪便秽臭，夜卧不安，时时啼哭。舌淡红，苔厚腻，指纹紫滞。

治则：消食导滞，行气止痛。

处方：摩腹100次，拿肚角100次，补脾经、清大肠各300次，运内八卦、清板门、推四横纹各200次。

方义：补脾经健脾消食；清大肠可清肠胃食积，通腑止痛；运内八卦，推四横纹能消食化滞，理气止痛；清板门可清胃热，通调三焦之气以止痛。

（三）虫痛

腹痛突然发作，以脐周为甚，时作时止，伴嘈杂吐涎，有时可在腹部摸到蠕动之块状物，时隐时现，有便虫病史，形体消瘦，食欲不佳或嗜食异物。如蛔虫窜行胆道则痛如钻顶，时作时止，伴见呕吐，甚至吐出蛔虫。

治则：安蛔止痛。

处方：摩腹100次，拿肚角100次，揉一窝风、揉外劳宫各300次，揉中脘200次。

方义：揉腹、拿肚角温中健脾、行气止痛，揉一窝风、揉外劳宫能温中安蛔，揉中脘能缓急止痛。

（四）虚寒腹痛

起病缓慢，腹痛绵绵，喜按喜温，精神倦怠，手足清冷，乳食减少，或食后腹胀，大便稀溏。舌质淡，苔白，指纹淡红。

治则：温中理脾，缓急止痛。

处方：摩腹100次，拿肚角100次，补脾经300次，揉外劳宫、运内八卦各200次，捏脊30次。

方义：揉腹、拿肚角以温中健脾、行气止痛；补脾经、捏脊能健脾助运；揉外劳宫能温中补虚，缓急止痛；运内八卦宽胸理气，调气助运。

五、病案

古某，女，1岁半。腹痛半天。因昨日吃鸡肉、包子、水果，引起腹痛，夜间阵发性哭闹，两手捧腹，二便正常。查体：面红唇红，舌红苔厚腻，指纹青紫，腹胀。

诊断：伤食痛。

取穴：补脾经，清大肠，运内八卦，清板门，推四横纹，摩腹，拿肚角，按揉足三里，捏脊。

治疗：推拿3次，痊愈。

六、预防与护理

1.注意饮食卫生，勿多食生冷。

2.注意气候变化，防止感受外邪，避免腹部受凉。

3.餐后稍事休息，勿做剧烈运动。

4.剧烈或持续腹痛者应卧床休息，随时查腹部体征，并做必要的其他辅助检查，以明确诊断，及时

小儿推拿疗法

治疗。

5.寒性腹痛者应温服或热服药液，热性腹痛者应冷服药液，伴呕吐药液要少量多次分服。

第十二节　遗尿

遗尿是指3岁以上的小儿在睡眠中不知不觉小便自遗、醒后方觉的一种病证，多见于10岁以下儿童。3岁以下儿童，由于脑髓未充、智力未健，或正常的排尿习惯尚未养成，而产生尿床者不属病理现象。本病发病男孩高于女孩，部分有明显的家族史。遗尿必须及早治疗，如病延日久，会妨碍儿童的身心健康，影响发育。西医学通过X线诊断发现某些顽固性遗尿的患儿与隐性脊柱裂有关，这类患儿治疗相对困难。

一、病因病机

1.先天不足　儿童遗尿，多为先天肾气不足，下元虚冷所致。《诸病源候论·小儿杂病候六·遗尿候》曰："遗尿者，此由膀胱有冷，不能约于水故也。"肾主闭藏，开窍于二阴，职司二便，与膀胱互为表里；如肾与膀胱之气俱虚，不能制约水道，则发生遗尿。

2.后天失养　脾肺虚损，气虚下陷，也可以出现遗尿。尤在泾说："脾肺气虚，不能约束水道而病为不禁者，《金匮》所谓上虚不能制下者也。"饮食入胃，经脾的运化散精，上归于肺，然后通调水道，下输膀胱，保持正常的排尿功能。肺为水之上源，属上焦，脾为中焦，脾肺气虚，则水道约制无权，因而发生遗尿。

二、诊断要点

发病年龄在3岁以上，夜间不能自主控制排尿而经常尿床，睡眠较深，不易唤醒，尿常规及尿培养无异常发现。

三、鉴别诊断

白日尿频综合征为儿科常见病，多发于冬、春和秋、冬季节交换时期，患儿小便频数，每日多达数十次，尿急，如厕则淋沥不爽，甚至点滴而出，尿时无痛感，入睡后尿量多无异常，且晚上一般不会尿床，尿常规检查无异常或仅有少许白细胞，大部分患儿因惊吓紧张诱发。

四、临床表现与辨证论治

(一)肺脾气虚

夜间遗尿，日间尿频量多，经常感冒，小便清长，大便溏薄，面色少华，神疲乏力，纳呆，舌质淡红，苔薄白，脉沉无力。

治则：健脾益气，固摄膀胱。

处方：补肾经、揉膀胱俞各200次，补脾经、补肺经、推三关各300次，揉丹田100次，捏脊10遍。

方义：补肾经、揉膀胱俞擦腰骶部透热为度，可温补肾气，固涩下元；补脾经、补肺经、推三关健脾益气；补肺脾之气虚揉丹田以温补肾气，固涩下元。

（二）肾阳不足

寐中多遗，小便清长，面色苍白，四肢不温，腰膝酸软，智力较同龄儿稍差，舌质淡，脉沉无力。

治则：温补肾阳，固摄膀胱。

处方：补肾经、揉膀胱俞各300次，推三关、揉外劳宫、揉丹田、揉肾俞、揉命门各300次，揉腹200次，捏脊10遍。

方义：补肾经、揉膀胱俞以及擦腰骶部等操作，可温补肾气、固涩下元；揉丹田、揉肾俞、揉命门温补肾气以壮命门之火，固涩下元；推三关、揉外劳宫，温阳散寒以加强温补肾气，固涩下元之力。

（三）心肾不交

梦中遗尿，寐不安宁，烦躁叫嚷，白天多动少静，难以自制，或五心烦热，形体消瘦，舌质红，苔少，脉沉细数。

治则：清心滋肾，安神固摄。

处方：补肾经、揉膀胱俞各200次，清心经、清小肠各300次，清天河水、揉二马、捣小天心、揉五指节、按揉三阴交各200次，捏脊10遍。

方义：补肾经、揉膀胱俞，擦腰骶部透热为度，可温补肾气、固涩下元；清心经、清小肠，以清心滋阴；清天河水、揉二马清热滋阴；捣小天心、揉五指节，可镇心安神；揉膀胱俞、按揉三阴交，可固摄膀胱，通调水道。

（四）肝经湿热

寐中遗尿，小便量少色黄，性情急躁，夜卧不安，多梦，舌质红，苔黄腻，脉滑数。

治则：清热利湿，泻肝止遗。

处方：补肾经、揉膀胱俞各200次，清肝经、清心经、清小肠各300次，清天河水、揉二马、揉内劳宫、按揉三阴交各200次，捏脊10遍。

方义：补肾经、揉膀胱俞，同时可擦腰骶部，以透热为度，这些操作可温补肾气、固涩下元。清肝经、清小肠、清心经，以清热利湿，湿热自小便而解；清天河水、揉二马、揉内劳宫，以清热滋阴；按揉三阴交，以固摄膀胱，通调水道。

五、病案

吴某，男，8岁。遗尿数年，每晚不知不觉尿床，家人夜间轮流照看适时叫其排尿，但仍旧尿床，多方医治无效。患儿面色苍白，精神不振，注意力不集中，形体消瘦，舌质红，苔黄腻，脉滑数。

诊断：遗尿。

治法：清热利湿，泻肝止遗。

取穴：补肾经，揉膀胱俞，补脾经，补肺经，推三关，揉丹田，捏脊。

治疗：推拿1个疗程症状减轻，尿床减少，继续推拿1个月，痊愈。

六、预防与护理

1.使儿童养成按时排尿的卫生习惯，养成合理的生活习惯，不使其过度疲劳。

2.已发生遗尿者，要给予积极治疗和适当的营养，并注意休息临睡前两小时最好不要饮水。

3.夜间入睡后，家长应定时叫其起床排尿。

第十三节　夜啼

夜啼，是婴儿时期常见的一种睡眠障碍，是指小儿经常在夜间烦躁不安、啼哭不眠，间歇发作或持续不断，甚至通宵达旦。本病多见于半岁以内婴幼儿。患此病后，持续时间少则数日，多则数月。多数预后良好。本病相当于西医学的婴幼儿睡眠障碍。

中医古籍中对本病有专门的记载。《诸病源候论·小儿杂病候·夜啼候》篇谓："小儿夜啼者，脏冷故也。"指明夜啼是一种病态。《育婴家秘》指出："小儿啼哭，非饥则渴，非痒则痛，为父母者，心诚求之，渴则饮之，饥则哺之，痛者摩之，痒者抓之，其哭止者，中其心也，如哭不止，当以意度。"一些日常生活中本能性正常反应的啼哭，不属本病范畴。此外，由于伤乳、发热或其他疾病引起的夜间啼哭，也不属于本病范畴。

一、病因病机

（一）脾寒

脾寒腹痛是导致夜啼的常见病因。常因孕妇素体虚寒，胎儿出生后禀赋不足或因其母贪凉，喜饮生冷或护理小儿失慎，腹部中寒。寒冷凝滞，气机不利。夜属阴，脾为至阴，喜温而恶寒，受寒后气机不畅，入夜后寒气尤甚，入夜腹中寒邪作痛而啼，故寒痛而啼者皆属于脾。

（二）心热

本证乃心经积热、心火上扰神明所致。常因孕妇脾气躁急，或平素恣食香燥炙热之品，火伏热郁，内居心经，胎儿在母腹中受热邪影响，胎动频繁，易损伤胎元，出生后又吮母乳，内有蕴热，心火上炎，积热上扰，则心神不安。心主火属阳，故夜间烦躁啼哭。彻夜啼哭之后，阳气耗损而日间精神不振，故白天人寐。入夜而心火复亢，故又烦啼。心属火而忌火，故见灯火则烦热内生而啼哭尤甚。

（三）惊恐

心藏神，小儿心气怯弱，智慧未充，若见异常之物，或闻特异声响，而容易引起突然惊恐。惊伤神，恐伤志，致使心神不宁、神志不安，故在睡眠中发生夜啼。

二、诊断要点

1.多见于6个月以内的婴幼儿。

2.白天正常，入夜啼哭。

3.难以查明原因，体格检查及相关检查正常。

4.排除因夜间饥饿或尿布潮湿等引起的夜啼。

5.排除伤乳、发热或其他疾病引起的啼哭。

三、鉴别诊断

1.疾病啼哭由于一些疾病引起的小儿夜间啼哭，如佝偻病、虫病、外科疾病等，可查明原因。

2.本能性正常啼哭多因饥饿，衣着过冷或过热，尿布潮湿，臀部、腋下皮肤糜烂，湿疹发痒，虫咬，襁褓中有异物刺激等原因引起，这种哭闹属正常的本能性反应。

3.小儿习惯不良性夜啼多由于小儿的某些不良习惯造成烦躁不安而啼哭，如夜间开灯睡觉，摇篮中摇摆、怀抱、边走边拍才能入睡等。

四、临床表现与辨证论治

(一)脾寒

入夜啼哭，下半夜尤甚，啼声低弱，时哭时止。

伴睡喜蜷缩，面色青白，四肢欠温，食少便溏，小便清长，舌淡红，苔薄白，脉沉细，指纹淡红。

治则：温中健脾，养心宁神。

处方：清肝经、清肺经各300次，揉五指节20次，掐五指节5次，补脾经、揉外劳宫各300次，摩腹10分钟。

方义：清肝经与清肺经可安魂定魄，揉掐五指节可镇惊安神，补脾经、摩腹可温中健脾，揉外劳宫可温中散寒、止腹痛。

（二）心热

哭声响亮不休，见灯火则啼哭愈甚，烦躁不安，面赤唇红，伴小便短赤，大便秘结，舌尖红，苔白，脉数有力，指纹青紫。

治则：清心降火，宁心安神。

处方：清肝经、清肺经各300次，揉五指节20次，清心经、清天河水各300次，揉内劳宫100次，揉腹100次，捏脊10遍。

方义：清肝经与清肺经可安魂定魄，揉掐五指节可镇惊安神，清心经、清天河水、揉内劳宫均可清心经积热以除烦。

（三）惊恐

夜间突然啼哭，或睡中时惊惕，神情不安，唇与面色乍青乍白，舌多无异常变化，或夜间脉来弦数，指纹色青。

治则：镇静安神。

处方：清肝经、清肺经各300次，掐揉五指节20次，清心经300次，推攒竹20次，捣小天心20次，捏脊10遍。

方义：清肝经与清肺经可安魂定魄，揉掐五指节可镇惊安神，清心经、推攒竹与掐捣小天心均可镇静安神。

五、病案

王某，女，22天。1周前开始吐奶，夜间啼哭不眠，哭声洪亮，白天安睡，每夜如此似有规律。伴口中气热，惊悸烦躁，大便3日一次。查体：面色红润，口鼻周发青，前囟平坦，腹略胀，苔白厚舌尖红，指纹紫滞过气关。

诊断：夜啼。

取穴：清肝经，清肺经，揉掐五指节，清心经，清天河水，揉内劳宫，揉腹，捏脊。

治疗：第1次推拿后安眠4小时，推拿3次后痊愈。

六、预防与护理

1.保持卧室安静，不通宵开灯，养成良好的睡眠习惯，调节室温，避免受凉。

2.孕妇及乳母应保持心情舒畅，避免惊吓，避免过食辛辣及寒凉之物。

3.脾寒夜啼者要注意保暖，心热夜啼环境不宜过暖，惊恐夜啼要保持环境安静。

第十四节　小儿抽动症

抽动症全称抽动秽语综合征，是以面部、四肢、躯干部肌肉快速抽动伴喉部异常发音及污秽语言为特征的综合症候群，属于神经精神性疾病。其临床特征为慢性、波动性、多发性运动肌快速抽搐，并伴有不自主发声和语言障碍。本病具有明显的遗传倾向，男孩多于女孩，发病于2～15岁之间，90%的病例为10岁前发病，发病无明显季节性。病程持续时间长，多数至青春期可自行缓解，也有部分难治性患者。

一、病因病机

本病以肢体抽搐及喉中发出怪声或口出秽语但意识清醒为主要临床表现，可归属于中医的“慢惊风”“肝风证”。肝主风，其声为呼，其变动为握，开窍于目，小儿肝常有余，肝有余则易扰动内风，肝风妄动而引起挤眉眨眼、皱鼻、噘嘴、摇头、仰颈、耸肩等不自主动作，以及口有怪声秽语等。抽动症主要是筋与肌肉的病变，肝主筋，脾主四肢，如若肝阳化风、脾虚痰聚，则风痰结聚，扰动经络筋脉，因此患儿会表现出筋肉的不自主抽动。此外，脾不足则气血不足、筋肉失养，所以部分患儿表现出肌肉震颤。《灵枢·邪客》指出："心主神明，心者，五脏六腑之大主也，精神之所舍也。"心主火，肾主水。小儿心常有余，加之先天肾水不足，则易水火不济，心神不宁而出现不自主的怪声、秽语。内风涌动，在肺则金鸣异常，故喉发异声。

（一）肝阳化风

"人有五脏化五气，以生喜怒悲忧恐"，肝主疏泄，性喜条达。小儿具有"肝常有余"的生理特点，如若情志失调，病后五脏失和，则气机不畅，郁久化火，引动肝风。肝风上扰清窍，则见皱眉眨眼，张口歪嘴，摇头耸肩，口出异声秽语。肝风扰动经络筋脉，则见肢体不自主抽动。

（二）脾虚痰聚

禀赋不足或病后失养，损伤脾胃，脾虚不运，水湿潴留，聚液成痰，痰气互结，壅塞胸中，心神被蒙，则胸闷易怒，脾气乖戾，喉发怪声。脾主肌肉四肢，小儿具有"肝常有余，脾常不足"的生理特点，肝旺脾虚，生风聚痰，肝风夹痰走窜经络，故头项、四肢、肌肉抽动。

（三）阴虚风动

先天禀赋不足，真阴亏虚，或热病伤阴，或肝病及肾，肾阴虚亏，水不涵木，虚风内动，故头摇肢搐。或肝血不足，筋脉失养，虚风内动，故伸头缩脑，肢体颤动。

西医学认为，发病与遗传因素、神经递质失调、免疫病理损害、心理因素、环境因素等密切相关。其可能诱发因素有：围生期损害、季节性变态反应、食物中摄入过敏原、过多食用煎炸油腻之物等，但其确切病因和发病机制尚未完全清楚。

二、诊断标准

美国《精神疾病诊断与统计手册》第四版（DSM-IV）中多发抽动症的诊断标准如下：

1.具有多种运动性抽动及一种或多种发声性抽动，有时不一定在同一时间内出现。所指的抽动为突然的、快速的、反复性的、非节律性、刻板的动作或发声。

2.抽动每天发作多次，通常为一阵阵发作，病情持续或间断发作已超过1年，其无抽动间歇期连续不超过3个月。

3.上述症状引起明显的不安，明显会影响社交、生活和其他重要领域的活动。

4.发病于18岁前。

5.上述症状不是直接由某些药物（如兴奋剂）或内科疾病（如舞蹈病或病毒感染后脑炎）引起。

三、鉴别诊断

1.风湿性舞蹈病　6岁以后多见，女孩居多，是风湿热的主要表现之一。症状为四肢较大幅度的无目的、不规则的舞蹈样动作，生活经常不能自理，常伴肌力及肌张力减低，并可有风湿热其他症状。

2.肌阵挛 肌阵挛是癫痫的一个类型，往往是一组肌群突然抽动，患儿可表现突然的前倾或后倒，肢体或屈或伸。

3.习惯性抽搐 4~6岁多见，往往只有一组肌肉抽搐，如眨眼、皱眉、龇牙或咳嗽。发病前常有某些诱因，此症一般较轻，预后较好。此症与多发性抽搐症并无严格界限，有些患儿可发展为多发性抽搐症。

四、临床表现与辨证论治

临床以慢性、波动性、多发性运动肌快速抽动，伴不自主发声和语言障碍为特征。患儿可存在不同程度的神经心理缺陷，往往伴随一系列相关的行为和情绪症状，其中包括强迫症、注意缺陷障碍、多动、学习困难、睡眠障碍、情绪障碍、自伤行为和猥亵行为。

（一）肝阳化风

肢体抽动，抽动有力，口出异声秽语，面红耳赤，烦躁易怒，挤眉眨眼，张口歪嘴，摇头耸肩，发作频繁，大便秘结，小便黄或短赤。舌红苔黄，脉弦数。

治则：清泻肝火，息风镇惊。

处方：清肝经300次，摩百会5分钟，掐五指节5次，揉五指节50次，揉总筋300次，掐小天心5次，捣小天心20次。

方义：清肝经能开郁除烦、平肝息风；摩百会与掐揉五指节均能镇惊安神，摩百会还能开窍醒脑，揉总筋清心经热、镇惊止痉，与基础方中的清肝经合用，加强清泻肝火、息风镇惊的作用；掐、捣小天心可以镇静安神。

（二）脾虚痰聚

肢体动摇不定，口出异声，面黄体瘦，精神不振，神思涣散，胸闷作咳，喉中声响，皱眉眨眼，噘嘴唇动，时好时坏，发作无常，脾气乖戾，夜睡不安，纳少厌食。舌质淡，苔白或腻，脉沉滑或沉缓。

治则：健脾化痰，平肝息风。

处方：清肝经300次，摩百会5分钟，掐五指节5次，揉五指节50次，补脾经500次，运内八卦300次，揉膻中100次，揉腹100次，捏脊10遍。

方义：清肝经能开郁除烦、平肝息风，摩百会与掐揉五指节均能镇惊安神，补脾经以健脾助运化，运内八卦理气化痰，揉膻中以祛内伏风痰。

（三）阴虚风动

肢体震颤，口出秽语，形体消瘦，两颧潮红，五心烦热，性情急躁，挤眉眨眼，耸肩摇头，睡眠不宁，大便干结，舌质红绛，舌苔光剥，脉细数。

治则：滋阴潜阳，柔肝息风。

处方：清肝经300次，摩百会5分钟，掐五指节5次，揉五指节50次，补肾经、揉二人上马各300次，捏脊10遍。

方义：清肝经能开郁除烦、平肝息风；摩百会与掐揉五指节均能镇惊安神；补肾经滋补肝肾、除虚火，揉二人上马滋阴补肾，二者结合清肝经、增强滋养肝肾、育阴潜阳、柔肝以息风动。

五、病案

张某，男，7岁。患小儿抽动症3年多，每遇学习紧张、考试或看电视情绪激动时加重，挤眉弄眼，摇头耸肩，坐立不安，甚则喉间发声等。

诊断：小儿抽动症。

治则：平肝息风，养心安神。

取穴：清肝经，补肾经，揉二人上马，补脾经，捣小天心，运内八卦，揉膻中，揉腹，捏脊。

治疗：推拿10次，症状减轻，偶有眨眼、吭咳。中药配合小儿推拿同时治疗。

六、预防与护理

1.教育孩子平常不要模仿他人的不良习惯与怪动作。

2.饮食宜清淡，不过食辛辣食物或兴奋性、刺激性饮料，避免吃含铅多的食物。

3.家长需要观察引起患儿发作的诱发因素，避免诱发因素出现或发生。不看紧张、惊险的影视节目，不可长时间看电视、玩电脑和游戏机。

4.重视儿童的心理状态，避免精神刺激，防止儿童产生焦虑等不良情绪。

5.注意休息，保证患儿有规律性的生活，培养患儿良好的生活习惯，适当参加体育锻炼。

6.关怀和爱护患儿。向患儿耐心讲清病情，并给予安慰和鼓励。不在精神上给患儿施加压力，不责骂或体罚患儿。

7.父母不要过度焦虑与过度保护患儿，尤其不要把焦虑情绪暴露在患儿面前。

第十五节　近视

近视是指眼在不使用调节时，平行光线通过眼的屈光系统屈折后，焦点落在视网膜之前的一种屈光状态。在屈光静止的前提下，远处的物体不能在视网膜上汇聚，而在视网膜之前形成焦点，因而造成视觉变形，导致看远方的物体模糊不清。古代医籍对本病早有认识，称为目不能远视，又名能近怯远症，至《目经大成》始称近视。由先天生成，近视程度较高者又称"近觑"，其起病多见于青少年。

一、病因病机

中医学认为发病多为先天禀赋不足，或后天发育不良、脏腑失养，或用眼不当、久视伤血等病因有关。

其病机主要为心阳不足、脾虚气弱、肝肾亏虚致目失所养，甚至目络瘀阻。

（一）心阳不足

心为阳脏而主通明。在五行属火，为阳中之阳，故称为阳脏，又称"火脏"。唐宗海《血证论》说："心为火脏，烛照万物。"心阳足之人目神光出，视物清晰。若心阳不足，神光不得发越于远处，故视近尚清，视远模糊。同时可导致血液运行迟缓，瘀滞不畅，又可引起精神委顿，神识恍惚。

（二）脾虚气弱

脾胃为后天之本，气血生化之源。脾输精气，上贯于目，脾升清阳，醒目窍，脾气统血，循行目窍。脾气不足，久延不愈，可致脾不统血，营血亏虚。同时，脾也失去了升清阳之功，致使目失所养引起神光衰微，以致光华不能远及，故视近而不能视远也。

（三）肝肾两虚

肝藏血，肾藏精，肝肾两虚则精亏血少，精血不足，目失所养引起神光衰微，以致光华不能远及，故视近而不能视远。

西医学认为，近视发生的病理原因大多为眼球前后轴过长（称为轴性近视），其次为眼的屈光力过强（称为屈光性近视）造成。具体患病原因主要如下。

1. 用眼不当　如用眼距离过近、用眼时间过长、照明光线过强或过弱、在行车上或走路时看书、躺着看书、睡眠不足、课桌不符合要求、写字姿势不正确等。

2.先天遗传　角膜弯曲度或晶状体前后面的弯曲度变大。

3.微量元素和维生素缺乏　如缺少钙、锌、维生素B等相关微量元素和维生素等。

二、近视的分类

1.按近视程度分类　①300D（300度）以内者，称为轻度近视；②300～600D（300～600度）者为中度近视；③600D（600度）以上者为高度近视，又称病理性近视。

2.按照屈光成分分类　①轴性近视：由于眼轴的延长造成的近视。一般眼轴增加1mm，近视度增加300D，在高度近视特别是恶性近视中，眼轴的延长极为严重，往往可以看到明显的眼球突出。②曲率性近视：由于角膜前面或晶状体表面的曲度增强，曲率半径变短，而使平行光束入眼后过早聚焦于视网膜前的近视状态。③指数性近视：指由于房水、晶状体屈光指数的增高，屈光力增加，而使平行光束入眼后过早聚焦于视网膜前的近视状态。

3.按调节性分类　①假性近视：假性近视又称调节性近视眼。是由看远时调节未放松所致，它与屈光成分改变的真性近视有本质的不同。②真性近视：真性近视也称轴性近视，其屈光间质的屈折力正常，眼轴的前后径延长，远处的光线入眼后成像于视网膜前。③混合性近视，往往一个人的近视是由于眼睛疲劳引起的假性近视，慢慢地导致部分真性近视与假性近视同步，在近视度数不断加深的人群中，大多属于混合性近视。

三、鉴别诊断

近视主要与散光相鉴别。散光是眼睛的一种屈光不正常状况，与角膜的弧度有关。人类的眼睛并不是完美的，有些人眼睛的角膜在某一角度区域的弧度较弯，而另一些角度区域则较扁平，造成散光的原因，就是由于角膜上的厚薄不匀或角膜的弯曲度不匀而使角膜各子午线的屈折率不一致，导致经过这些子午线的光线不能聚集于同一焦点上。这样，光线便不能准确地聚焦在视网膜上形成清晰的物像，这种情况称为散光。

四、临床表现

1.视力减退　近视眼主要是远视力逐渐下降，视远物模糊不清，近视力正常，但高度近视常因屈光间质混浊和视网膜、脉络膜变性引起，其远近视力都不好，有时还伴有眼前黑影浮动。

2.外斜视　中度以上近视患儿在近距离作业时很少使用或不使用调节，相应地减弱辐辏作用，可诱发眼位向外偏斜，形成外斜视。

3.视力疲劳　近视眼患儿调节力很好，但在近距离工作时需要过度使用辐辏力，这样破坏了调节与辐辏之间的平衡协调，导致急性视疲劳症状。其表现为眼胀、眼痛、头痛、视物有双影虚边等自觉症状。

4.眼球突出　高度近视眼由于辐辏增长，眼球变大，外观上呈现眼球向外突出的状态。

【总治则】疏通脉络，调和气血。

【处方】眼眶局部及眼眶附近的头面部穴位，足太阳膀胱经背腰部的循行部位。

【具体操作】

1.眼眶局部及眼眶附近头面部穴位的操作　术者用一指禅推法沿小儿眼眶做"∞"形（倒∞字形）的紧推慢移推法，反复6~8遍。术者的左、右手食、中、无名指并拢，以三指揉法分别操作于患儿的左右眼眶，上下眼眶均要操作，时间约5分钟。然后用拇指按揉印堂、阳白、头维、神庭、上星等穴位，中指按揉睛明、攒竹、鱼腰、丝竹空、太阳、四白、翳风、风池等穴位，每穴约半分钟。最后用拇指由内向外分，轻推上下眼眶及眼球，轻推眼球时注意手法一定要轻柔、用力平稳，避免损伤。

2.足太阳膀胱经背腰部循行部位的操作　患儿取俯卧位，术者用揉法施术于患儿脊柱两侧的膀胱经，上下反复操作约10分钟。然后用双手拇指自上而下按揉夹脊穴，反复操作8~12遍，最后拿肩井穴约1分钟。

方义：局部操作以疏通局部脉络，达到解除眼肌疲劳、增加视力的作用。取太阳膀胱经背腰部的循行部位，能调节全身脏腑功能、调和全身气血。

五、辨证论治

（一）心阳不足

视近清楚，视远模糊，伴形寒肢冷，面色无华，瞳仁无神，心悸不宁，气短乏力，舌红少苔，脉弱。

治则：兼以温补心阳。

处方：推、擦督脉，用一指禅推法，或拇指按压与按揉法操作于足太阴脾经小腿的循行部位。

方义：推、擦督脉能温补一身阳气，推拿足太阴脾经能健脾生血，以助心阳来复。

（二）脾虚气弱

视物模糊，双目疲劳，伴神疲乏力，纳食不香，大便溏薄，舌质淡，脉弱无力。

治则：兼以健脾益气。

处方：用一指禅推法，或拇指按压与按揉法操作足太阴脾经与足阳明胃经在小腿的循行部位，重点操作于足三里及三阴交穴。

方义：脾胃为后天之本，按揉脾胃两经穴位以健脾益气，养血明目。

（三）肝肾两虚

目视昏暗，伴腰酸乏力，头晕耳鸣，舌红脉，沉细。

治则：兼以补益肝肾。

处方：用一指禅推法，或拇指按压与按揉法操作足少阴肾经与足厥阴肝经在小腿的循行部位，重点操作于太溪及涌泉穴。

方义：推拿肝、肾二经，重点操作于太溪及涌泉穴，能补益肝肾，培补气血生化之源。推拿此二经能健运脾胃，益气生血。

推拿治疗假性近视有明显效果，假性近视为功能性，多发生于青少年，视力可在数周或1~2个月内下降，适当休息后又可得到某种程度的恢复，真性近视为器质性改变，不能自然恢复。真假性近视鉴别诊断方法最可靠的是睫状肌麻痹法：用睫状肌麻痹药放松调节，使睫状肌松弛，使眼处于静态屈光状态，再查视力及验光确定。具体方法（供参考）：用1%阿托品滴眼剂，每日1~2次，连用3~4天；0.5%托吡卡胺每5~15分钟用1次，共6次。滴眼前、后分别查小孔镜下裸眼视力，若散瞳后视力不变为真性近视，无近视屈光度为假性近视。

六、病案

赵某，男，6岁。患儿3岁时过早且过度看书、电视及电脑，4岁4个月时就诊当地医院测试两眼近视100度，配戴普通框架眼镜。查体：视力下降，视物模糊，双目疲劳，大便溏薄，舌质淡，脉弱无力。

诊断：近视，脾虚气弱。

治法：宜兼以健脾益气。

取穴：按揉印堂、阳白、头维、神庭、晴明、攒竹、鱼腰、丝竹空、太阳、四白、翳风、风池、夹脊穴，拿肩井、足三里、三阴交。

七、预防与护理

1.培养正确的读书、写字姿势，不要趴在桌子上或扭着身体读书、写字。书本和眼睛应保持30cm，身体离课桌应保持一个拳头的距离，手离笔尖2.5cm左右，课桌椅应适合学生身高。

2.看书写字时间不宜过久，持续1小时后要休息10分钟。眼睛远眺，多看绿色植物。

3.写字、读书的光线要适当，光线最好从左边照射过来。不要在太暗或者太亮的光线下看书、写字，尽量使用无频闪灯具。

4.积极开展户外体育锻炼，保证学生每天有1小时的体育活动。

5.教导学生写字不要过小、过密，不要写斜字、草字。

6.认真做好眼保健操（揉四白穴、揉太阳穴、轮刮眼眶等）。

7.少看电视，少使用手机、电脑。

8.注意补充营养与休息。应多吃些富含维生素的各种蔬菜。胡萝卜含维生素B，对眼有好处，少吃含糖食物。

第十六节　鼻炎

鼻炎是指因鼻腔黏膜和黏膜下组织炎症而致鼻塞、流涕、喷嚏等鼻部症状的一种疾患。鼻炎在人群中发病率较高，达20％左右，随着环境污染的加重，其发病率有增高趋势。本病可以发生于任何年龄，也是小儿常见疾病，在学龄儿童中发病尤多。四季均可发病，冬季症状较重。急性鼻炎可合并上呼吸道感染，但部分鼻炎患儿就诊时，由于其主诉与临床不适症状多由家长代述，患儿的真正临床不适症状常不能准确描述，从而被误诊为上呼吸道感染，导致抗生素的不合理应用。鼻炎虽然不是一种严重的疾病，但是可以对患者的日常生活与学习带来影响，且与鼻窦炎及其他伴发病如结膜炎有关，鼻炎还是哮喘的危险因素之一，因此，积极治疗鼻炎尤其是急性鼻炎具有重要的临床意义。

一、病因病机

鼻炎属于中医学中的"伤风鼻塞"及"鼻窒"等范畴，其发病的主要原因有风邪犯肺、肺脾气虚及气滞血瘀三个方面，但总以肺气不足、风邪异气犯肺为其根本原因。鼻为肺窍，肺为娇脏，不耐寒热；肺主清肃宣发，为清净之脏。当患儿肺虚卫弱时，风邪异气夹寒、夹热乘虚侵袭，致风寒束肺或风热郁肺而发病。风邪异气犯肺，肺失清肃，气息出入受阻，则鼻窍不通。因此本病常因气候变化、寒热不调发病，当小儿肺气虚弱、卫外不固，或脾虚失运时，混浊滞留，则易于感受外邪，致外邪与湿浊停聚鼻窍。可见，肺气不足是本病发病的内在根本原因，气候变化、寒热不调引起的风邪异气是发病的主要外因。当外邪屡犯鼻窍，病性迁延，日久不愈，邪毒入脉，壅阻气血，气血运行不畅，鼻脉受阻而成血瘀鼻室，气滞血瘀也是本病的发病原因之一。

西医学认为，还与长期吸入污染的空气等环境因素有关，过敏性鼻炎的发病因素比较复杂，主要与遗传及环境因素有关，与环境因素中的过敏原关系尤其密切。

二、诊断标准

诊断标准参考中华医学会制定的《变应性鼻炎诊断和治疗指南》（2009）和《儿童变应性鼻炎诊断和治疗指南》（2010年）。

1.临床症状喷嚏、清水样涕，持续或累计1小时以上，可伴有眼痒、结膜充血等眼部症状。

2.体征常见鼻黏膜苍白、水肿，鼻腔水样分泌物。酌情行鼻内镜和鼻窦CT等检查。

3.皮肤点刺试验使用标准化变应原试剂在前臂掌侧皮肤点刺，20分钟后观察结果。

4.血清特异性IgE检测可作为过敏性鼻炎诊断的实验室指标之一。

三、鉴别诊断

1.非过敏性鼻炎　常年发病，浆液性或黏液性分泌物增多，鼻黏膜肿胀致鼻塞和阵发性喷嚏，使用鼻减充血剂可减轻症状。

2.药物性鼻炎　反复使用鼻减充血剂，停药后出现反跳性症状加重而不得不继续使用，导致症状缓解时间缩短。

3.增殖体肥大　以鼻塞为主要症状，常伴有张口呼吸、呼吸粗且有声及打鼾，黏液性分泌物增多等症状。

四、临床表现与辨证论治

（一）风邪犯肺

鼻塞，流涕，头痛，嗅觉不灵，则不闻香臭。夹热者，多伴见鼻痒喷嚏，鼻气灼热，涕少而黄稠，咽痛口渴，舌红苔薄黄，脉数。夹寒者，可伴见头痛恶寒，涕多而质清稀，舌淡苔薄白，脉浮。

治则：疏风解表，风热者兼以清热，风寒者兼以散寒。

处方：黄蜂入洞50次，揉二人上马1000次。风热者，基础方加清天河水与清补肺经各300次，揉一窝风500次；风寒者，推上三关300次，揉外劳宫300次。

方义：黄蜂入洞能疏通局部经络气血以通鼻窍，揉二人上马滋补肺肾，扶助正气以固表；揉一窝风能疏风解表，宣肺开窍，无论风热、风寒之鼻窒均可用之；清天河水性凉，结合清补肺经以清肺经积热；推三关可温阳祛寒，揉外劳宫可解表散寒、祛风止痛。

（二）肺脾气虚

长期鼻塞，时轻时重，左右交替，病性反复，经久难愈，伴少气懒言，倦怠乏力，易于感冒，纳差便溏，舌淡苔白，脉细沉。

治则：补益肺气，健运脾胃。

处方：黄蜂入洞50次，揉二人上马1000次，补肺经、脾经及揉板门各500次，按揉肺俞、脾俞各200次，捏脊10遍。

方义：黄蜂入洞能疏通局部经络气血以通鼻窍，揉二人上马滋补肺肾，扶助正气以固表；补肺经能补益肺气；补脾经及揉板门能健运脾胃，培土生金，按揉肺俞、脾俞能健脾益气，捏脊可增强抗病能力。

（三）气滞血瘀

鼻塞较重，持续不减，鼻涕难于擤出，鼻音重浊，嗅觉迟钝，至香臭难辨，舌质暗红，脉弦涩。

治则：行气活血，通络利窍。

处方：黄蜂入洞50次，揉二人上马1000次，擦山根20次，揉人中及迎香100次，按揉双侧合谷穴3~5分钟，按揉肝俞、肺俞各200次，捏脊10遍。

方义：擦山根、揉人中及迎香为局部治疗，能疏通局部经络、行气活血，阳明经多气多血，合谷穴是手阳明大肠经的原穴，按揉之能理气活血，通络利窍；按揉肝俞、肺俞可行气解郁。

五、病案

李某，男，8岁。长期鼻塞鼻痒，时轻时重，左右交替，病性反复，经久难愈，精神萎靡，记忆力不佳，睡眠不安，腹泻，易于感冒，舌淡苔白，脉细沉。

诊断：鼻炎，肺脾气虚。

治法：补益肺气，健运脾胃。

取穴：揉二人上马，补肺经，补脾经，揉板门，按揉肺俞、脾俞，捏脊。

六、预防与护理

1.加强身体锻炼，增强体质与抗病能力。

2.注意气候变化，避免遭受风寒。

3.避免接触粉尘、宠物毛屑等过敏原。

4.避免局部长期使用血管收缩剂，以免形成药物性鼻炎。

5.鼻塞严重鼻涕难以擤出时，不可强行擤鼻，以免邪毒入耳诱发中耳炎。

6.患儿如同时患有上、下呼吸道疾病，应该采取相应的综合治疗措施。

7.对持续性过敏性鼻炎患儿应根据病史、胸部CT

检查结果，确定有无并发哮喘。

8.配合针灸疗法中的穴位贴敷，如三九贴与三伏贴，可显著增强疗效，预防复发。

第十七节　小儿肌性斜颈

小儿肌性斜颈是指以头向患侧歪斜、前倾，颜面旋向健侧，使颈部活动受到限制的临床常见病。临床上，斜颈除极个别为脊柱畸形引起的骨性斜颈、视力障碍的代偿姿势性斜颈和颈部肌麻痹导致的神经性斜颈外，一般系指一侧胸锁乳突肌挛缩造成的肌性斜颈。此病以先天性为主，多发于出生后两周至一个月的小儿，发病率为1%～2%。

一、病因病机

本病可归属于中医"筋伤"范畴，其病因病机主要是由于难产损伤胎儿颈部，局部血阻滞，脉络不通，血结聚经筋而致。西医学认为，肌性斜颈的病理主要是患侧胸锁乳突肌发生纤维性挛缩，起初可见纤维细胞增生和肌纤维变性，最终全部为结缔组织所代替。其准确病因有多种学术观点，目前尚无肯定的权威结论，有学者尚认为其与损伤有关或分娩时胎儿头位不正有关。

二、诊断要点

1.患儿头倾向患侧，颜面转向健侧。

2.头与面部可产生继发性畸形，患侧颜面部较健侧颜面部小。

3.触诊时在患侧胸锁乳突肌内可发现硬而无疼痛的梭形肿物。

4.排除脊柱畸形引起的骨性斜颈、视力障碍代偿姿势性斜颈和颈部肌麻痹导致的神经性斜颈。

三、鉴别诊断

1.神经性斜颈　如颅后窝肿瘤、脊髓空洞和婴儿阵发性斜颈，同时有运动功能障碍，反射异常、颅内压升高，或MRI显示脑干位置下降等情况。此外，颈部运动受限伴有疼痛、斜视、眼球震颤、眼外肌麻痹、肌肉僵硬、过度兴奋等，此均为颅内病变的重要体征。

2.眼性斜颈　多为先天性斜视，眼球外上方肌肉麻痹致斜颈。通常在出生后9个月患儿能坐稳后才能诊断，因坐起后患儿试图自我纠正斜视或复视而出现斜颈症状。矫正眼肌失衡后，斜视消失。

3.骨性斜颈　如先天性短颈综合征，除颈部姿势异常，还有颈部活动受限。

4.婴儿良性阵发性斜颈　婴儿期偶见，每次发作时间自几分钟至数天不等，同时可有躯体侧弯，本病预后良好，原因不明。有时发作停止后出现共济失调的情况，似与小脑功能异常有关。

四、临床表现与辨证论治

头向一侧倾斜是其最为主要的临床表现。发病初期颈部一侧可发现梭形肿物（部分患儿半年后，肿物可自行消退），之后患侧的胸锁乳突肌逐渐挛缩紧张，呈条索状改变，患儿头部向患侧倾斜而颜面部旋向健侧，少数患儿仅见患侧胸锁乳突肌在锁骨的附着点周围有骨疣样改变的硬块。若不及时治疗，患侧的颜面部的发育会受影响，健侧的颜面部也会发生适应性的改变，使颜面部不对称。在晚期病例中，一般伴有代偿性的胸椎侧凸。

治则：活血化瘀，消肿散结。

处方：患侧颈部以及局部阿是穴，风池、耳后高骨等穴位。

具体操作方法：患儿取仰卧位。术者用拇指或食、中指螺纹面推揉患侧的胸锁乳突肌2~3分钟；拇指与食、中指相对，拿捏患侧胸锁乳突肌2~3分钟；重点推揉、拿捏局部肿块与条索状挛缩部位。然后术者两手扶住患侧肩部，另一只手扶住患儿头顶，使患儿头部渐向健侧肩部倾斜，逐步拉长患侧胸锁乳突肌，反复进行8~10次；接着一只手扶住患侧头部，一只手托住健侧下颌部，将患儿面部慢慢向患侧旋转3~5次。然后再次推揉患侧胸锁乳突肌2分钟，按揉患侧的肩井及翳风等穴位4~6分钟。

方义：推揉及拿捏患侧胸锁乳突肌，可活血化瘀与消肿散结，改善局部血运供给，缓解肌肉痉挛，改善和恢复颈部的活动功能。

五、病案

刘某，男，30天，患儿系足月顺产。生后发现头向右歪，遂来我院就诊。查体：发育营养正常，面色红润，头向右倾斜，脸旋向左侧，右侧胸锁乳突肌下段可扪及0.5cm×2cm的条索状硬肿块。诊断为小儿肌性斜颈。给予斜颈推拿手法，每日1次。推拿半月患处肿块缩小变软，头歪减轻。继续推拿3个月，痊愈。

六、预防及护理

1.注意观察婴幼儿的日常活动，做到早发现、早诊断、早治疗、早康复。

2.推拿出汗后，避风寒。

3.注意培养儿童良好的生活习惯，尽量采用与斜颈方向相反的动作和姿势，以利于矫正，如喂奶、用玩具改变患儿头部方向。

4.病程太长，如超过1年且胸锁乳突肌挛缩严重，甚至纤维化，经推拿治疗半年无效者，应考虑手术治疗。

第十八节　小儿腺样体肥大

腺样体是鼻咽部淋巴组织，又称咽扁桃体，位于鼻咽部的后部及顶部。2～10岁是腺样体增殖旺盛期，

10岁后逐渐开始萎缩，至成年则大部分消失。儿童期因多次感染而肥大者，称腺样体肥大或增殖体肥大。近年来由于空气污染等多种因素的影响，其发病率呈上升趋势。如腺样体肥大堵塞呼吸道，导致脑供氧不足，可行手术治疗，一些患儿家长出于对手术的顾虑，要求保守治疗。

一、病因病机

小儿系稚阴稚阳之体，形气未充，脏腑娇嫩，肺脾肾常不足，本病的发生多与肺脾气虚、肺肾阴虚和痰瘀阻滞有关。小儿肺卫不固，易感风寒风热之邪，风寒之邪从皮毛而入，内犯于肺，郁久化热，热郁不散，上蒸咽喉，或风热之邪从口鼻而入，首先犯肺，肺经蕴热，清肃失降，夹热循经蒸灼咽喉，致咽喉开合不利，肺气失司；脾常不足，脾虚运化失司，津液化为痰浊，阻于咽喉，致咽喉开合不利，肺气失司；小儿阳常有余，肾常虚，加之感邪后易化热化火，虚火上灼，痰瘀互结，阻于咽喉，而成本病。

（一）外感病因

感受风温热邪，伤阴耗气，灼津成痰；或感受风寒湿邪，引动痰湿，结聚于鼻咽部，导致腺样体增生肥大。

（二）内伤病因

脏腑虚弱小儿肺卫不固，腠理疏松，卫表不固，子盗母气，脾气亦因而虚弱，肺脾气虚，尤易感受六淫邪气而发病；或因脾常不足，脾虚痰浊上泛，阻于鼻咽，肺气失司而成本病；或因肾常不足，久病肾阴亏虚，虚火上炎，灼津成痰，滞于鼻咽。诸上因素均可导致腺样体增生肥大。

（三）饮食内伤

小儿脾胃虚弱，过食肥甘厚味，安逸少动，形体肥胖，脾失健运，不能运化水谷精微，久则聚湿生痰，痰湿聚集于鼻咽部，导致腺样体增生肥大。

二、诊断要点

1.检查：耳鼻喉内窥镜检查，腺样体占后鼻孔的程度需大于1/2。其中1/2~2/3为轻度肥大；2/3~3/4为中度肥大；大于3/4以上为重度肥大。

2.睡中打鼾。

3.张口呼吸，鼻塞，伴鼻窦炎、听力障碍等症状。

凡具有以上第1、2条者即可诊断小儿腺样体肥大。

三、鉴别诊断

1.鼻咽癌　发病年龄较大，多有鼻涕带血丝史，CT检查见咽后壁增厚的软组织影，左右两侧多不对称，咽隐窝不对称性消失，咽旁间隙模糊、变窄甚至闭塞，可有颅底骨质破坏的情况。

2.咽后壁脓肿　多有咽部异物刺伤史，X线检查可见局部增厚的软组织影较广泛，可见于鼻咽、口咽、喉咽部椎前方，密度不均，可见低密度的脓腔影，脓腔内可见气影，核磁增强检查可见咽后壁脓肿影较均匀的明显强化。

四、临床表现与辨证论治

（一）肺脾气虚

鼻塞，涕黏白或清稀，睡眠时有鼾声，咳嗽，咯痰色白，肢体倦怠，纳少腹胀，大便溏泄，表情淡漠，面色白，腺样体肿大色淡，触之柔软，分泌物色白量多，舌淡肿有齿痕，苔白，脉缓弱，指纹浮。

治则：补脾益肺，化痰散结。

处方：补脾经、补肺经各300次，补肾经200次，推上三关穴300次，拿肩井穴10次，点揉足三里100次，捏脊10遍。

方义：补脾经、补肺经、补肾经能调补肺脾肾三脏，增强小儿抵抗能力和适应能力，预防感冒；推上三关穴能提升阳气，托毒外出；点揉足三里补脾健运，化痰浊。

（二）肺肾阴虚

鼻塞，涕黄白量不多，鼻部不适，睡眠中时有鼾声，体弱多病，发育障碍，形体消瘦，头痛健忘，少寐多梦，夜卧不宁；增殖体肿大色红或暗红，触之不硬，分泌物黄白量不多；舌红少苔，脉沉细弱或细数，指纹色绛。

治则：滋阴润肺，补肾填精。

处方：清心经、清肝经各300次，补肾经、补肺经各300次，揉二马100次，按揉三阴交100次，捏脊10遍。

方义：清肝经、清天河水与清心经可清虚火；揉二马、按揉三阴交以滋养肺肾之阴。

（三）气滞血瘀

鼻塞日久，持续不减，睡中鼾声时作；耳内闷胀，听力下降；增殖体肿大暗红，上布血丝，触之较硬实，日久不愈，舌质暗红或有瘀斑，脉涩，指纹滞涩。

治则：行气活血，软坚散结。

处方：补脾经、补肾经各300次，清天河水、清天柱骨100次，运内八卦100次，按揉膻中穴50次。

方义：补脾经、补肾经增强抵抗力；清天河水、清天柱骨以清肺胃积热；运内八卦顺气化痰；按揉膻中化痰逐瘀。

五、病案

李某，女，4岁。打鼾3个月，伴有张口睡眠，夜寐欠安，鼻塞，纳食差，二便正常。查体咽部略充血，扁桃体Ⅱ度肿大，双肺呼吸音粗糙，可闻及鼾鸣音，余未见异常，舌质红，苔黄，脉细数。经纤维鼻咽镜检查示腺样体肥大，约阻塞后鼻道3/4。

诊断：腺样体肥大。

治则：滋阴润肺，补肾填精。

取穴：清心经，清肝经，补肾经，补肺经，揉二马，按揉三阴交，捏脊。

六、预防及护理

1.加强锻炼，增强体质，提高机体免疫力。

2.避免过食辛辣刺激食品，多饮水，多吃水果蔬菜，养成良好的学习和生活习惯。

3.保持口腔清洁，食后漱口，或用淡盐水漱洗口腔。

第十九节　胎黄

胎黄以婴儿出生后皮肤、面目出现黄疸为特征，因与胎禀有关，所以称为"胎黄"或"胎疸"。胎黄相当于西医学新生儿黄疸，包括了新生儿生理性黄疸和病理性高胆红素血症，形成新生儿病理性黄疸的致病因素很多，主要为胎禀湿蕴，如湿热郁蒸、寒湿阻滞、气滞血瘀等，其病变脏腑在肝胆脾胃。发病机理主要为脾胃湿热或寒湿内蕴，肝失疏泄，胆汁外溢而致发黄，日久则气滞血瘀。

一、病因病机

胎黄发病分为内因和外因两方面，内因为内伤饮食、劳倦或病后续发；外因为外感湿热、疫毒。胎黄的病位在脾胃肝胆，基本病机为湿邪困遏，脾胃运化失健，肝胆疏泄失常，胆汁泛溢肌肤。病理性质有阴阳之分，湿热交蒸，发为阳黄；寒湿瘀滞，发为阴黄。病理因素有湿邪、热邪、寒邪、疫毒、气滞、瘀血六种，以湿邪为主。病理演变过程：湿热蕴结化毒，疫毒炽盛，充斥三焦，深入营血，内陷心肝，发为急黄；阳黄误治失治，迁延日久，脾阳损伤，湿从寒化，则可转为阴黄；阴黄复感外邪，湿郁化热，又可呈阳黄表现。

二、诊断要点

1. 黄疸出现较早时（出生24小时内），发展快，黄色明显，也可消退后再次出现；黄疸出现较晚时，持续不退，日渐加重。同时存在肝脾可见肿大，精神倦怠，不欲吮乳，大便或呈灰白色的情况。

2. 血清胆红素、黄疸指数显著增高。

3. 尿胆红素阳性，尿胆原试验阳性或阴性。

4. 母子血型测定时，可检测到因ABO或Rh血型不合引起的溶血性黄疸。

5. 肝功能可正常。

6. 肝炎综合征应做肝炎相关抗原抗体系统检查。

三、鉴别诊断

1. 生理性黄疸　新生儿出生后第2～3天出现黄疸，

于4～6天达到高峰，10～14天后消退，早产儿可延迟到第3周才消退，在此期间，小儿一般情况良好，不伴有其他临床症状，血清总胆红素低于221μmol/L。

2.病理性黄疸　黄疸出现早（出生后24小时内）、发展快（血清总胆红素每天增加超过85.5μmol/L）、程度重（总胆红素超过221.2μmol/L）、消退迟（超过3周）或黄疸退而复现。

四、临床表现与辨证论治

（一）湿热郁蒸

面目周身发黄，颜色鲜明，精神疲倦，不欲吸乳，大便秘结，舌红苔黄腻，脉滑，指纹色绛。

治法：清热利湿。

处方：清补脾经200次，清肝经200次，清小肠100次，揉板门100次，分手阴阳100次，清胃经100次，运内八卦100次。

方义：清补脾经、清胃经、配揉板门健脾助运，清利湿热；清肝经、清小肠、捣小天心疏肝利胆，清热利尿；分手阴阳、运内八卦平衡阴阳，调和气血。

（二）寒湿阻滞

面目皮肤发黄，颜色淡而晦暗无华或黄疸日久不退，神疲身倦，四肢欠温，纳少易吐，大便溏薄灰白，小便短少，甚或腹胀，气短，舌淡，苔白腻，脉濡，指纹滞。

治法：温中化湿。

处方：揉外劳宫 100 次，揉板门 100 次，补肾经 100 次，运内八卦 100 次，推三关 100 次。

方义：补肾经、推三关、揉外劳宫温补脾肾，除湿退黄；揉板门、运内八卦健脾和胃，气机调达。

（三）气血瘀滞

面目发黄，颜色较深而晦暗无华，日益加重，右胁痞块质硬，腹部胀满，神疲，纳呆，食后易吐，小便黄短，大便灰白，或见瘀斑、衄血，唇色暗红，舌见瘀点，苔黄，脉涩，指纹紫滞。

治法：化瘀，消积，利湿。

处方：清肺经 100 次，分手阴阳 50 次，清肝经 100 次，补脾经 100 次，揉二马 100 次，运内八卦 100 次，捏脊 5 遍。

方义：补脾经、揉二马健脾化湿，补肾滋阴；分手阴阳、清肺经、清肝经、运内八卦，平肝疏肝，健脾化湿退黄。

五、病案

顾某，男，40 天。患儿系足月行剖宫产第一胎，出生体重为 3030g，出生后 3 天出现黄疸，未退且日渐加深，伴吐奶腹泻，惊悸啼哭不眠的症状。查体：面目皮肤发黄，颜色鲜明如橘皮，腹胀如鼓，舌红苔黄腻，脉滑，指纹色绛。

诊断：胎黄。湿热熏蒸，透发肌肤所致。

治法：清热利湿退黄。

取穴：清补脾经，清肝经，清小肠，揉板门，分手阴阳，清胃经，运内八卦。

六、预防及护理

1.妊娠期注意饮食卫生，忌酒和辛热之品，不可滥用药物。如孕母有肝炎病史，或曾产育病理性胎黄婴儿史，产前宜测定血中抗体及其动态，并采取相应预防性服药措施。

2.注意保护新生儿脐部、臀部和皮肤，避免损伤，防止感染。

3.婴儿出生后密切观察皮肤颜色的变化，及时了解黄疸出现时间及消退时间。

4.新生儿注意保暖，提早开奶。

5.注意观察胎黄患儿的全身证候，有无精神萎靡、嗜睡、吸吮困难、惊惕不安、两目直视、四肢强直或抽搐的情况，以便对重症患儿及早发现和治疗。

第二十节　生长发育迟缓

五迟、五软是小儿生长发育障碍的病证，五迟是指立迟、行迟、语迟、发迟、齿迟；五软是指头项软、口软、手软、足软、肌肉软，均属于小儿生长发育障碍病证。西医学上的脑发育不全、智力低下、脑性瘫痪、佝偻病等，均可见到五迟、五软证候。五迟以发育迟缓为特征，五软以痿软无力为主症，两者既可单独出现，也常互为并见。多数患儿由先天禀赋不足所致，证情较重，预后不良；少数由后天因素引起者，若症状较轻，治疗及时，也可康复。古代医籍有关五迟、五软的记载颇多，隋代《诸病源候论·小儿杂病诸候》中就记载有"齿不生候""数岁不能行候""头发不生候""四五岁不能语候"。《小儿药证直诀·杂病证》云："长大不行，行则脚细；齿久不生，生则不固；发久不生，生则不黑。"记载了五迟的某些典型症状。《张氏医通·婴儿门》指出其病因："皆胎弱也，良由父母精血不足，肾气虚弱，不能荣养而然。"《活幼心书·五软》指出："头项手足身软，是名五软。"并认为："良由父精不足，母血素衰而得。"《保婴撮要·五软》指出："五软者，头项、手、足、肉、口是也……皆因禀五脏之气虚弱，不能滋养充达。"有关其预后，《活幼心书·五软》明确指出："苟或有生，譬诸阴地浅土之草，虽有发生而畅茂者少。又如培植树木，动摇其根而成者鲜矣。由是论之，婴孩怯弱不耐寒暑，纵使成人，亦多有疾。"

一、病因病机

五迟、五软的病因主要有先天禀赋不足，亦有属后天失于调养者。

1.先天因素　多因早产、难产，生子多弱，先天精气未充，髓脑未满，脏气虚弱，筋骨肌肉失养而成。

2.后天因素　小儿生后，护理不当，或平素乳食不足，哺养失调，或体弱多病，或大病之后失于调养，以致脾胃亏损，气血虚弱，筋骨肌肉失于滋养所致。

五迟、五软的病机总为五脏不足，气血虚弱，精髓不充，导致生长发育障碍。肾主骨，肝主筋，脾主肌肉，人能站立行走，需要筋骨肌肉协调运动。若肝肾脾不足，则筋骨肌肉失养，可出现立迟、行迟；头项软而无力，不能抬举；手软无力下垂，不能握举；足软无力，难于行走。齿为骨之余，若肾精不足，可见牙齿迟出；发为血之余，若肾气不充，血虚失养，可见发迟或发稀而枯；言为心声，脑为髓海，若心气不足，肾精不充，髓海不足，则见言语迟缓，智力不聪。脾开窍于口，又主肌肉，若脾气不足，则可见口软乏力，咀嚼困难；肌肉软弱，松弛无力等症状。

二、诊断要点

1.小儿2~3岁还不能站立、行走，此为立迟、行迟；初生时无发或少发，随年龄增长头发仍稀疏难长为发迟；牙齿届时未出或出之甚少为齿迟；1~2岁还不会说话为语迟。

2.小儿周岁前后头项软弱下垂为头项软；咀嚼无力，时流清涎为口软；手臂不能握举为手软；2~3岁还不能站立、行走为足软；皮宽肌肉松软无力为肌肉软。

3.五迟、五软之症不一定悉具，但见一二症者可分别做出诊断，还应根据小儿生长发育规律以早期发现生长发育迟缓的变化。

4.可有母亲孕期患病用药不当史；产伤、窒息、早产史；养育不当史；或有家族史，父母为近亲结婚者。

三、鉴别诊断

1.智力低下　①智能明显低于同龄儿童正常水平，即智商低于均值以下两个标准差，在70以下；②同时存在适应功能缺陷或损害的情况，即与其年龄和群体文化相称的个体功能存在缺陷或损害，如社会技能、社会责任、交谈、日常生活料理、独立和自给能力的缺陷或损害等；③出现在发育年龄阶段，即18岁以下，轻度智力低下智商为50～70，中度智力低下为35～49，重度智力低下为20～34，极重度为20以下；④理化检查：某些疾病引起的能力低下，如苯丙酮酸尿症者尿三氯化铁试验阳性；唐氏综合征（先天性愚型）者通过染色体检查进行诊断；甲状腺功能减低者，骨骼 X 线检查提示发育落后，甲状腺功能检查提示甲低。

2.脑性瘫痪　①出生前到生后1个月以内存在各种原因所致的非进行性脑损伤，如早产、多胎、低体重、母胎龄大、窒息、高胆红素血症；②中枢性运动障碍及姿势异常，表现为多卧少动，颈项、肢体关节活动不灵，可分为痉挛型（约占2/3）、锥体外系、共济失调、混合型等；③常伴有智力迟缓，视、听、感觉障碍及学习困难等情况；④通过拍头颅X线片或CT了解脑部有无异常、畸形，或异常钙化影等，脑电图有助于合并癫痫病情的诊断。

3.脑白质营养不良　为常染色体隐性遗传性疾病，表现为步态不稳、语言障碍、视神经萎缩，1~2岁发病前运动发育正常，病情呈进行性加重，白细胞或皮肤成纤维细胞中芳香硫酸酯酶A活性明显降低是本病的特异性诊断指标。

4.婴儿型脊髓性肌萎缩症　出生时一般没有症状表现，3~6个月后出现症状，肢体活动减少，上下肢呈对称性无力，进行性加重，膝腱反射减弱或难以引出，肌张力低下，肌肉萎缩，智力正常。

5.进行性肌营养不良　是一组遗传性肌肉变性疾病，其特征为进行性的肌肉无力和萎缩。血清酶检查肌酸激酶（CK）升高，肌电图示肌源性损害，肌肉活检符合肌营养不良的改变。

四、临床表现与辨证论治

（一）肝肾亏损

筋骨萎弱，发育迟缓，坐起、站立、行走、生齿等明显迟于正常同龄小儿，头项痿软，易惊，夜卧不安，舌淡，苔少，脉沉细无力，指纹淡。

治法：补肾填髓，养肝强筋。

处方：囟门推拿法（分别行摩、揉、推、振等手法，操作6~8分钟），调五脏（左右手各6~10遍），运土入水与运水入土（各1~3分钟），推上三关与下六腑（共3~5分钟），腹部操作（运用分推、下抹、摩、揉、振、按、横擦等手法，5~8分钟），脊背操作（运用捋、揉、点按、振、捏、啄、纵擦等手法，5~10分钟），按揉足三里与阳陵泉（各2~3分钟），疏理上下肢（分别对上下肢进行搓、揉、拿、按、推法及运动关节，约10分钟），补肝经、补肾经、点肝俞、肾俞、推上七节骨、揉悬钟、拿太溪各300次。

兴奋类手法：①头面四大手法。共3~8分钟。②鸣天鼓。双掌心将儿耳郭折叠并按压住，中指紧贴头皮，食指位于中指背，食指快速从中指背滑下并击打头颅，咚咚声响，操作24次。③拿五经：小儿坐位或卧位，术者以一只手中指置于两眉正中督脉，拇指和小指置于两侧少阳经，食指与无名指置于其间的太阳经，五指协调用力，分别对其五经行推、揉、拿法，逐渐从前向后直到发际，操作9遍。④拿风池、拿肩井各2分钟。⑤上月球。一只手掌托于下颏，一只手掌扶后枕部，同时用力将患儿上提，使之悬空。持续10~30秒，期间可左右摇摆数下。

方义：囟门推拿法健脑益智；调五脏十指连心，协调五脏；运土入水与运水入土调节先天与后天；上三关配合下六腑，攻补兼施，益气泻浊；腹为阴，背为阳，前腹后背同时操作，调阴阳，强体质；足三里和阳陵泉强筋壮骨；疏理上下肢有助于经络畅通；补肝经、补肾经、点肝俞、肾俞补益肝肾，舒筋壮骨；推上七节骨以温补脾肾，提升气机；揉悬钟、拿太溪以补肾滋阴降火。全方融汇古今，结合康复，调脏腑，和气血，活络肢体。

兴奋类手法中头面四大手法调和阴阳，激活气血，增强经络与穴位的感应、传导与反应能力；鸣天鼓通过密闭耳窍和敲击颅骨产生声响刺激大脑；拿五经疏通经络，调畅气血；拿风池与肩井升提气机，改善头部血供；上月球手法借助自身重力牵引头颈醒脑开窍。全方升举阳气，提神醒脑，有益于人之觉醒和兴奋。

（二）心脾两虚

语言迟钝，精神呆滞，智力低下，头发生长迟缓，发稀萎黄，四肢痿软，肌肉松弛，口角流涎，咀嚼吮吸无力，或见弄舌，纳食欠佳，大便多秘结，舌淡苔少，脉细，指纹色淡。

治法：健脾养心，补益气血。

处方：囟门推拿法（分别行摩、揉、推、振等手法，操作6~8分钟），调五脏（左右手各6~10遍），运土入水与运水入土（各1~3分钟），推上三关与下六腑（共3~5分钟），腹部操作（运用分推、下抹、摩、揉、振、按、横擦等手法，5~8分钟），脊背操作（运用㨉、揉、点按、振、捏、啄、纵擦等手法，5~10分钟），按揉足三里与阳陵泉（各2~3分钟），疏理上下肢（分别对上下肢进行挼、揉、拿、按、推及运动关节，约10分钟），补脾经300次，补心经、点心俞、揉脾俞、补肾经、捣小天心各200次。

兴奋类手法：①头面四大手法。共3~8分钟。②鸣天鼓。双掌心将儿耳郭折叠并按压住，中指紧贴头皮，食指位于中指背，食指快速从中指背滑下并击打头颅，咚咚声响，操作24次。③拿五经：小儿坐位或卧位，术者以一只手中指置于两眉正中督脉，拇指和小指置于两侧少阳经，食指与无名指置于其间的太阳经，五指协调用力，分别对其五经行推、揉、拿法，逐渐从前向后直到发际，操作9遍。④拿风池、拿肩井各2分钟。⑤上月球：一只手掌托于下颏，一只手掌扶后枕部，同时用力将患儿上提，使之悬空。持续10~30秒。期间可左右摇摆数下。

方义：囟门推拿法健脑益智；调五脏十指连心，协调五脏；运土入水与运水入土调节先天与后天；上三关配合下六腑，攻补兼施，益气泻浊；腹为阴，背为阳，前腹后背同时操作，调阴阳，强体质；足三里和阳陵泉强筋壮骨；疏理上下肢有助于经络畅通。补心经、点心俞调补心气，补血养心，补脾经、揉脾俞能健运中焦，助气生血，补肾经以补先天，温五脏，捣小天心能通经络，开闭塞。全方融汇古今，结合康复，调脏腑，和气血，活络肢体。

（三）痰瘀阻滞

自出生后，反应迟钝，智力低下，关节强硬，肌肉软弱，动作不自主，或有癫痫发作，肌肤甲错，毛发枯槁，口流痰涎，吞咽困难，舌质紫暗，苔白腻，脉滑沉，指纹紫滞。

治法：涤痰开窍，活血通络。

处方：囟门推拿法（分别行摩、揉、推、振等手法，操作6～8分钟），调五脏（左右手各6～10遍），运土入水与运水入土（各1～3分钟），推上三关与下六腑（共3～5分钟），腹部操作（运用分推、下抹、摩、揉、振、按、横擦等手法，5～8分钟），脊背操作（运用捋、揉、点按、振、捏、啄、纵擦等手法，5～10分钟），按揉足三里与阳陵泉（各2～3分钟），疏理上下肢（分别对上下肢进行搓、揉、拿、按、推法及运动关节，约10分钟），清脾经、点脾俞、点神门各300次，掐揉四横纹10遍，捶背10次，揉膻中100次，拿百虫、点揉丰隆各200次。

兴奋类手法：①头面四大手法。共3～8分钟。②鸣天鼓。双掌心将儿耳郭折叠并按压住，中指紧贴头皮，食指位于中指背，食指快速从中指背滑下并击打头颅，咚咚声响，操作24次。③拿五经：小儿坐位或卧位，术者以一只手中指置于两眉正中督脉，拇指和小指置于两侧少阳经，食指与无名指置于其间的太阳经，五指协调用力，分别对其五经行推、揉、拿法，逐渐从前向后直到发际，操作9遍。④拿风池、拿肩井各2分钟。⑤上月球：一只手掌托于下颏，一只手掌扶后枕部，同时用力将患儿上提，使之悬空。持续

10～30秒。期间可左右摇摆数下。

抑制类手法：①振揉百会与四神聪。每穴三揉一振共操作1分钟。②振按头四方。分别同时振按两颞侧和前后头共四个方向，每侧振按约1分钟。③振按目上眶。食中无名三指并拢或拇指横置于目上眶，斜向内上方三揉一振共操作1分钟。④清降法。推天柱骨令局部潮红，推桥弓左右各5～10次。⑤摩揉涌泉，约30秒。

方义：囟门推拿法健脑益智；调五脏十指连心，协调五脏；运土入水与运水入土调节先天与后天；上三关配合下六腑，攻补兼施，益气泻浊；腹为阴，背为阳，前腹后背同时操作，调阴阳，强体质；足三里和阳陵泉强筋壮骨；疏理上下肢有助于经络畅通；清脾经、点脾俞能除湿化痰，点神门以开窍醒神，掐揉四横纹化积化痰，消除胀满，捶背、揉膻中能化痰逐瘀，振奋心阳，拿百虫、点揉丰隆能和胃降浊，通经活络。全方融汇古今，结合康复，调脏腑，和气血，活络肢体。

抑制类手法以头部三振按为代表，振按百会与四神聪时，其用力方向直指人体下部，振按头四方时从头之四周直指内部（头部中央），振按目上眶亦向内振按，三法息风止动、止痉；推天柱骨和推桥弓清热泻火潜阳。全方重镇安神，息风止痉，有益于消除烦躁，改善睡眠，提高自控能力。

五、病案

周某，女，2岁半，患者行走不稳，不能上楼，纳食差，1岁后仍不能爬行，夜卧不安，舌红、苔白腻，脉沉细无力，指纹紫滞，按压其两足底涌泉穴有反应。

诊断：五迟五软。肝肾不足，不能荣养筋骨，筋骨牙齿不能按期生长发育，故见立迟、行迟、齿迟、头项软之症。

治则：补肾填髓，养肝强筋。

治疗：囟门推拿法（分别行摩、揉、推、振等手法，操作6～8分钟），调五脏（左右手各6～10遍），运土入水与运水入土（各1～3分钟），推上三关与下六腑（共3～5分钟），腹部操作（运用分推、下抹、摩、揉、振、按、横擦等手法，5～8分钟），脊背操作（运用捋、揉、点按、振、捏、啄、纵擦等手法，5～10分钟），按揉足三里与阳陵泉（各2～3分钟），疏理上下肢（分别对上下肢进行搓、揉、拿、按、推法及运动关节，约10分钟），补肝经、补肾经、点肝俞、肾俞、推上七节骨、揉悬钟、拿太溪各300次。

兴奋类手法：①头面四大手法。共3～8分钟。②鸣天鼓。双掌心将儿耳郭折叠并按压住，中指紧贴头皮，食指位于中指背，食指快速从中指背滑下并击打头颅，咚咚声响，操作24次。③拿五经：小儿坐位或卧位，术者以一只手中指置于两眉正中督脉，拇指和小指置于两侧少阳经，食指与无名指置于其间的太阳经，五指协调用力，分别对其五经行推、揉、拿法，逐渐从前向后直到发际，操作9遍。④拿风池、拿肩井各2分钟。⑤上月球：一只手掌托于下颏，一只手掌扶后枕部，同时用力将患儿上提，使之悬空。持续10~30秒。期间可左右摇摆数下。

六、预防及护理

1.大力宣传优生优育知识，禁止近亲结婚。婚前进行健康检查，以避免发生遗传性疾病。

2.孕妇注意养胎、护胎，加强营养，按期检查，不滥服药物。

3.婴儿应合理喂养，注意防治各种急、慢性疾病。

4.重视功能锻炼，加强智力训练教育。

5.加强营养，科学调养。

6.用推拿法按摩痿软肢体，防止肌肉萎缩。

第二十一节 儿童保健

一、安神保健

古人认为，心主神明、主惊，肝主风、主抽搐。如小儿精神好，二目有神，活泼，面色红润，为气血调和，神气充沛，为无病或病在表，即病也轻，也易治；若小儿神气怯弱，知觉未开（神经系统发育不健

小儿推拿疗法

全），则心气有余，见闻易动，易受惊吓，神乱不安，会导致营养欠佳，影响发育，因此小儿精神调养则极为重要。安神保健能养心、肾、肝而安神，资阴养血，对小儿营养差、烦躁不安、睡卧不宁，甚至抽搐等症有一定的治疗保健作用。

处方：揉小天心6分钟，分阴阳2分钟，补肾经5分钟，揉二马3分钟，清天河水2分钟。症状重者，加按揉心俞、肾俞、肝俞，每穴0.5～1分钟；纳差者，可加补脾经5分钟，清板门3分钟，逆运内八卦3分钟，推四横纹2分钟；腹泻者，以上穴位加揉外劳3分钟，清补大肠3分钟。

方义：揉小天心、分阴阳、补肾经、揉二马、清天河水可安神镇静除烦；补脾、清板门、逆运内八卦、推四横纹可调中和胃，以进饮食，保后天之本；手法刺激心俞、肝俞、肾俞能增强本脏功能。对腹泻的患者加揉外劳以温中，改变大便的颜色，助消化止腹痛；清补大肠能止泻。

操作：根据小儿习惯选用睡卧或坐位，推左手。

适用范围：小儿面色青暗，发黄稀，易惊吓，烦躁不安，睡卧不宁或抽搐，发育落后，营养差。

治疗：每日1次，10天为1个疗程，轻者可愈，重者休息2～5天，继续第2个疗程。睡卧不宁、抽搐者最好2个疗程以上。

介质：滑石粉、淀粉、香油、橄榄油等。

二、健脾和胃保健

脾胃为后天之本，主要功能是运化水谷和输布精微，为气血生化之源。小儿脏腑发育未全，故运化功能也尚差，易为饮食所伤而致积滞、呕吐、泄泻、食欲不振等消化系统病证。中医学有小儿脾常不足之说，加之小儿生长发育快，需要的营养物质较成人多，从而加重脾胃的负担，因此注重脾胃的调节是小儿健康的基本保证。

处方：清补脾经5分钟，逆运内八卦3分钟，推四横纹2分钟，清板门2分钟，掐揉足三里5～7次，揉背部脾俞、胃俞、肾俞各1分钟，摩腹顺逆各1分钟，捏脊15遍。

方义：清补脾经、逆运内八卦、推四横纹、掐揉足三里、清板门健脾和胃，促进消化吸收，加补肾经有助肾阳及脾阳的作用，捏脊促进小儿生长发育。

适用范围：体弱多病的患儿，尤其存在脾胃虚弱所致呕吐、腹泻、厌食、疳积等症状，或患有佝偻病及不明原因的面黄肌瘦、头发枯黄、烦躁不安、睡卧不宁等症状的患儿。

治疗：每日1次，10天为1个疗程，病轻的1～2个疗程可愈，重者可推几个疗程。以上方法医者视情况而定。

介质：滑石粉、淀粉、香油、橄榄油等。

三、益智保健

小儿1～3岁是脑发育最快的时期，因此益脑尤为重要。中医学认为智力的好坏取决于肾，肾为作强之官，技巧出焉。所谓"作强"，即为能力强，"技巧"即为思维活动灵巧。人的能力强，思维灵活，关键在于肾，因肾藏精，精生髓，髓又上通于脑，而精能使人智慧聪明。益智保健能促进小儿智力开发，助肾阳又助脾阳，故又能使脾的功能加强，使小儿身心健康，精神愉快；对五迟、五软、解颅等疾病亦有一定治疗及保健作用。

处方：补肾经10分钟，揉二马8分钟，揉小天心3分钟，补脾经5分钟，运内八卦2分钟，推四横纹2分钟，清天河水1分钟，捏脊15遍。

方义：补肾经可滋阴潜阳，温补元阳，强筋壮骨，温养下元；揉二马有补肾的作用，与补肾经同用，加强补肾益精，助元阳，健脑益智，且肾又主骨，故能促进生长发育；小天心为诸经之祖，一指揉之，诸经皆动，百病皆治，能镇静安神；补脾经、逆运内八卦、推四横纹可调中和胃，促进消化吸收；清天河水能清心利尿，巩固疗效；捏脊促进生长发育。

适用范围：健康儿及先天不足、智力低下、五迟五软、各种脑病后遗症等情况的患儿。

疗程：健康小儿每日1次，10天为1个疗程；脑病患儿每日1次，30天为1个疗程，休息1周再继续。

介质：滑石粉、淀粉、香油、橄榄油，冬、春季节可用葱姜汁等。

四、健脾益肺保健

小儿肺常不足，易受寒邪，又不耐热，故肺有娇脏之称，有难调而易伤的特点。小儿肺气之所以娇弱，关键在于脾常不足。《素问·阴阳应象大论》说："脾生肉，肉生肺。"脾与肺为母子之脏，母病及子，脾气虚则肺气不足，外邪易乘虚而入，使肺失于清肃而发生各种肺部疾患；若脾气健旺，则水谷精微之气上注于肺，卫外自固，外邪无从而入。肺气的强弱又赖于脾胃之气，故要预防外邪入侵，必须健脾保肺，以调节营卫，宣通肺气，增强身体的抗病能力，从而预防感冒及肺疾的发生。

处方：补脾经8分钟，清板门5分钟，揉外劳宫5分钟，揉足三里5~7次，补肾经5分钟，清肺经3分钟，清天河水1分钟，逆运内八卦3分钟，推四横纹2分钟，捏脊10遍。

方义：外劳宫、足三里均有健脾的作用，补脾可助脾阳，使脾气健旺，水谷精微之气充实，加强肺的功能而卫外自固；补肾、清天河水可调节机体水液代谢，输送营养而排出废物；补脾经、清板门、逆运内八卦、推四横纹可健脾胃，促进胃肠蠕动，调节中焦，促进消化吸收而增强体质；清肺经，可肃肺，增强肺的功能，调节卫表，宣通肺气，扶正祛邪，增强抗病能力，预防感冒、咳嗽等。

适用范围：体弱多病、病后体虚、呕吐伤脾及肺疾病恢复期的患儿，并可用于易感儿、咳喘等疾患儿的治疗。

治疗：每日1次，10天为1个疗程，一般1～2个疗程。

介质：滑石粉、淀粉、香油、橄榄油等。

五、病后保健

小儿病愈后需要合理的调养，调养得当则恢复快，但要防止"食复"的情况，所谓"食复"，即热病或大病后胃气尚虚，余邪未尽，患儿每当食量多或纳食不当，可致余邪夹食滞而致复热。用推拿方法调节脾胃，能增强脾胃功能，预防"食复"的发生。

操作方法：分阴阳100次，清补脾200次，逆运内八卦200次，推四横纹50次，揉腹200次，捏脊10~20次。

按以上手法调养保健，患儿精神、体重可逐渐恢复。

注意事项：哺乳期小儿仍以母乳或奶粉喂养为主，但提倡母乳喂养。以食物喂养的小儿以清淡易消化吸收的食物为主。推拿保健手法在清晨起床及入睡时进行，可免除穿脱衣物的繁琐。保健期间逢传染病时即停止，传染病过后再继续。

附录

附录1　郑州市小儿推拿指导意见（试行）

郑州市卫健委中医儿科质量控制中心

一、操作前的准备

1.器具　普通诊疗床，推拿用介质如滑石粉、葱汁、姜汁、油类等。

2.环境　环境清洁卫生，室内安静，温度适宜。

3.体位　选择患儿舒适、能暴露操作部位、便于医师操作的治疗体位。

4.部位　根据病证辨证论治选取适当的治疗穴位。

5.医师　操作前医师双手须修剪指甲，注意手卫生。操作医师神情专注，态度和蔼，争取患儿的配合。

二、操作后的处理

在推拿操作后，局部皮肤可能出现充血泛红的情况，片刻后可恢复正常，嘱此为推拿后的正常反应，一般无须处理。

操作完毕后要将患儿的汗液擦干，防止感冒。

医师若用力过度，或患儿皮肤敏感，可能造成患儿皮下出血，少量皮下出血可不予特殊处理，让其自行吸收。

三、注意事项

1.推拿前先准备好介质。常用玉米淀粉，以润滑皮肤。一般冬、春季节及表寒证，宜蘸葱、姜汁推；夏、秋季节及表热证，宜蘸清水或薄荷水推。

2.对小儿实施推拿治疗，不仅要求医师手法熟练、用力均匀、动作轻柔、深透平稳，而且要求掌握好推拿的时间、次数、强度等规律。一般根据年龄、体质、病情虚实来决定推拿的时间、次数和强度。

一般每穴的操作时间为1～2分钟，1次的总治疗时间为20～30分钟。对于年龄小、体质弱、采用刺激性较强的手法者可适当缩短操作时间。治疗的时间间隔视病情而定，一般每日1次；部分病证急性期可每日2次。以7～10天为1个疗程，两个疗程之间可间隔3天。

3.在治疗过程中，医师和家长要注意保护患儿安全，防止从诊疗床上跌下受伤。不要用力牵拉患儿四肢，避免扭伤。

4.患儿治疗完毕后30分钟内不宜进食，出汗多者要避风，注意补充水分。

四、禁忌证

1.推拿部位有皮肤破损、出血、感染者。
2.皮肤高度过敏、患传染性皮肤病者。

3.各种肿瘤，急性外伤性骨折、脱位，局部明显水肿者。

4.患有血小板减少性紫癜、过敏性紫癜、血友病等易致出血的疾病者。

五、施术方法

（一）常用手法

1.推法　分为直推法、分推法、旋推法。①直推法：医师用拇指螺纹面或桡侧缘（或用食、中两指螺纹面），在选定的穴位上做单向直线推动。②分推法：医师用双手拇指桡侧缘或螺纹面，或用双手示、中指螺纹面自穴位中间向两旁做分向推动，又称分法。③旋推法：医师用拇指螺纹面在穴位上做顺时针方向旋转推摩。

2.揉法　分为指揉法、掌根揉法、鱼际揉法。①指揉法：医师用拇指或食指，或用食、中、无名指螺纹面，吸定于一定部位或穴位上，做轻柔回旋揉动。②掌根揉法：医师用掌根部分，吸定于一定部位或穴位上，做轻柔回旋揉动。③鱼际揉法：医师用手掌大鱼际吸定于一定部位或穴位上，做轻柔回旋揉动。

3.按法　医师用拇指或中指指端或掌面在一定的穴位或部位上逐渐用力向下按压，操作时手法要求轻柔、速度均匀协调、压力大小适当。

4.摩法　医师用手掌掌面或食、中、无名指指面附着于一定部位上，以腕关节连同前臂做环形有节律地抚摩，动作宜轻柔而有节奏。一般以按摩的速度和方向来区别补泻，如急摩为泻、缓摩为补；顺时针摩为泻、逆时针摩为补。此法多用于腹部。

5.运法　医师用拇指或中指螺纹面，由此穴向彼穴或在穴周做弧形或环形推动。因常用指进行推动，故又称指运法。操作要求宜轻不宜重，宜缓不宜急。作用力仅达皮表，只在皮肤表面运动，不带动皮下组织。

6.掐法　医师手握空拳，用拇指指甲垂直用力按刺穴位。操作时，医师用指甲重刺穴位，切压不动，以指代针。适用于点状穴位，主要用于急救，如掐人中。本法也可用于疾病的防治，一般轻掐后加揉，形成掐揉复合手法，如掐揉五指节。操作时要逐渐用力，以达到深透为止，不宜反复长时间应用，注意在重掐时不得掐破皮肤。

7.搓法　搓以转之。操作时，医师两手掌夹住所取的肢体或部位，相对用力搓摩，或同时进行上下往返移动。要求两手用力相等、速度均匀，搓动快、移动慢。切忌用生硬粗暴蛮力，以免搓伤皮肤与筋脉，主要适用于四肢和胁肋部。

8.摇法　摇以动之。操作时，医师一只手握持住肢体或关节的近端，一只手握持住关节的远端，做一定幅度的摇动，如摇颈。操作者两手要协调配合，注意动作宜缓不宜急，幅度应由小到大；不得超出关节生理活动的范围，摇颈时须低头位。主要适用于关节部位，一般根据病情决定摇动的次数。

9.捏法　医师以拇指与食、中两指相对用力捏拿皮肤，捏法主要用于脊柱部，故称为捏脊。捏脊疗法是用拇指桡侧缘顶住皮肤，食、中两指前按，三指同时用力提拿肌肤，双手交替捻动向前推行，本法又称翻皮肤；或用食指屈曲，用食指中节桡侧缘顶住皮肤，拇指前按，两指同力提拿肌肤，双手交替捻动向前推行。

10.拿法　医师用拇指指端和食、中两指指端，或用拇指与其他四指相对，提拿一定部位和穴位，做一松一紧的拿捏。

11.拍法　医师以半握虚掌拍打体表。注意用力由轻到重，轻重适度。此手法也常用作推拿治疗后的结束手法。

（二）取穴方法

根据所选穴位采取不同的取穴方法。

1.自然标志取穴　可根据固定标志取穴，如外劳宫位于手背三、四掌骨交接处凹陷中，四横纹位于掌面食、中、无名、小指第一指间关节横纹处。或根据活动标志取穴，如委中取穴时，屈膝，膝后腘横纹之中间，两筋凹陷处。

2.手指同身寸取穴　患儿中指中节长度为1寸。如肺俞在第3胸椎棘突旁开1.5寸，天庭在头部正中线、入前发际0.5寸处。

小儿推拿疗法

3.简便取穴　如内劳宫位于掌心，握拳时中指落着点端即是该穴。

（三）常用穴位

1.头面部穴位

（1）太阳：眉梢与眼外角（目外眦）中间，向后约1寸凹陷处。操作手法：直推法、揉法。

（2）人中：人中沟上1/3与中1/3交界处。操作手法：掐法。

（3）天柱骨：颈后发际正中至大椎穴成一条直线。操作手法：直推法、揉法、擦法。

（4）天门：自眉心至前发际成一条直线。操作手法：直推法。

（5）坎宫：两眉，自眉头至眉梢成一线。操作手法：分推法。

（6）天庭：头部正中线，入前发际0.5寸处。操作手法：掐法、揉法。

（7）山根：两目内眦中间，鼻梁上低凹处。操作手法：掐法。

（8）迎香：鼻翼旁0.5寸，鼻唇沟中。操作手法：揉法、推法。

（9）耳门：耳区，耳屏上切迹与下颌骨髁突之间的凹陷中。操作手法：按法、揉法。

（10）百会：头顶正中线与两耳尖连线之中点。操作手法：按法、揉法。

（11）高骨：耳后入发际，乳突后缘下陷中。操作手法：掐法、揉法。

2.手部及上肢穴位

（1）脾经：拇指螺纹面，或拇指桡侧自指尖至指根处。操作手法：旋推法、直推法。

（2）胃经：拇指掌面近掌端第一节，或大鱼际桡侧缘赤白肉际由掌根至拇指成一条直线。操作手法：直推法。

（3）大肠：食指桡侧缘，自食指尖至虎口成一条直线。操作手法：直推法。

（4）小肠：小指尺侧边缘，自指尖至指根成一条直线。操作手法：直推法。

（5）板门：手掌大鱼际平面。操作手法：揉法。

（6）内劳宫：掌区，横平第3掌指关节近端，第2、3掌骨之间偏于第3掌骨。简便取穴：患儿握拳时，中指落着点端。操作手法：揉法、运法。

（7）一窝风：手背腕横纹正中凹陷中。操作手法：揉法。

（8）少商：拇指末节桡侧，指甲角旁约0.1寸。操作手法：掐法。

（9）肝经：示指末端螺纹面。操作手法：直推法。

（10）心经：中指末端螺纹面。操作手法：掐法、直推法。

（11）肺经：无名指末端螺纹面。操作手法：直推法、旋推法、掐法。

（12）肾经：小指末端螺纹面。操作手法：直推法、旋推法。

（13）四横纹：掌面食、中、无名、小指关节第一指间关节横纹处。操作手法：掐法、直推法。

（14）内八卦：以内劳宫为圆心，从内劳宫至中指根约2/3处为半径作圆周。操作手法：运法。

（15）曲池：屈肘，在肘窝桡侧横纹头至肱骨外上髁中点处。操作手法：按法、揉法。

（16）老龙：距中指指甲根正中约0.1寸处。操作手法：掐法。

（17）二扇门：掌背中指根本节两侧凹陷中。操作手法：掐法、揉法。

（18）二人上马：手背小指与无名指掌指关节后凹陷处。操作手法：掐法、揉法。

（19）外劳宫：手背第三、四掌骨交接处凹陷中。操作手法：掐法、揉法。

（20）三关：前臂桡侧边缘，自腕横纹直上至肘横纹成一条直线。操作手法：直推法。

（21）六腑：前臂尺侧边缘，自腕横纹直上至肘横纹成一条直线。操作手法：直推法。

（22）天河水：前臂掌侧正中，自腕横纹中点至肘横纹中点成一条直线。操作手法：直推法。

3.躯干部穴位

（1）天突：胸骨上窝正中。操作手法：按法、揉法。

（2）膻中：胸骨中线上，两乳头连线中点。操作手法：分推法、按法、揉法。

（3）中脘：前正中线，脐上4寸。操作手法：按法、揉法、摩法、分推法。

（4）脐中：肚脐中。操作手法：揉法、搓法、摩法、直推法。

（5）腹：大腹部。操作手法：摩法、分推法。

（6）天枢：与脐平，脐旁2寸。操作手法：按法、揉法。

（7）肚角：脐下2寸，旁开2寸至两旁大筋（相当于石门穴）。操作手法：按法、拿法、揉法。

（8）丹田：脐下小腹部，脐中线直下3寸。操作手法：揉法、摩法。

（9）大椎：脊柱区，第7颈椎与第1胸椎棘突正中间。操作手法：按法、揉法、直推法。

（10）肺俞：第3胸椎棘突下旁开1.5寸。操作手法：按法、揉法、分推法。

（11）脊柱：大椎至长强成一条直线。操作手法：直推法、捏法。

（12）七节骨：第四腰椎至尾骶骨端（长强穴）成一条直线。操作手法：推法。

（13）龟尾：尾椎骨端（相当于长强穴）。操作手法：揉法、掐法。

4.下肢及足部穴位

（1）足三里：外膝眼下3寸，胫骨外侧约一横指处。操作手法：按法、揉法。

（2）三阴交：内踝尖直上3寸，胫骨内侧缘后方。操作手法：按法、揉法、向上或向下直推法。

（3）涌泉：足底部，卷足时足前凹陷处，约位于足底2、3趾趾缝纹头端与足跟连线的前1/3与后2/3交点上。操作手法：掐法、揉法、向足大趾方向直推法。

附录2 小儿推拿技术相关性感染防控工作规范（试行）

1.医院感染管理人员必须对医务人员开展预防与控制小儿推拿技术相关性感染的知识及技能培训，并承担相关业务技术咨询、指导工作；医务人员必须接受关于小儿推拿技术相关感染预防与控制的培训，落实小儿推拿技术感染预防与控制有关制度。

2.医务人员必须熟练掌握小儿推拿技术诊疗操作规程，掌握小儿推拿相关性感染的预防要点，落实相关性感染的防控措施，有明显皮肤感染或者患呼吸道传染病时不应参加诊疗工作。

3.医务人员教育患者注意个人卫生，保持皮肤清洁，建议其治疗前沐浴。患者有呼吸道感染建议其佩戴口罩。

4.每日诊疗前后或者接诊呼吸道传染病患者后应进行空气消毒。

5.医务人员严格执行手卫生规范。

6.医务人员应遵循标准预防的原则，操作前应穿工作服、戴帽子、口罩。

7.使用过的一次性医疗用品按医疗废物处理。

8.感染管理科应督查小儿推拿相关性感染防控措施的落实情况，持续改进，有效降低感染率。

附录3 小儿推拿技术消毒隔离制度

1.诊室的空气保持流通，接触呼吸道传染病患者后应进行空气消毒。

2.医务人员诊疗操作时按照标准预防的原则，穿工作服，必要时穿戴帽子、外科口罩、无菌手套、无菌手术衣。

3.完善手卫生设施，包括流动水、洗手池、皂液、速干手消毒剂及干手用品等。盛放皂液的容器宜为一次性用品，重复使用的容器应每周清洁与消毒。干手用品宜使用一次性干手纸巾，应配备洗手流程及说明图，治疗操作前后严格执行手卫生。

4.提醒患者治疗前沐浴，保持皮肤清洁。

5.治疗车上配快速手消毒剂。

6.推拿使用的治疗巾应一人一用一更换，可使用一次性治疗巾。

7.物体表面清洁与消毒遵循先清洁、再消毒的原则，采取湿式卫生的方法，抹布、地巾等清洁工具使用后应及时清洁与消毒，干燥保存。

8.诊桌、诊椅、诊床、地面等无明显污染时以清洁为主，每天两次。发生血液、体液、排泄物、分泌物等污染时应先用可吸附的材料将其清除，再采用400~700mg/L有效氯的含氯消毒液擦拭，作用30分钟。

9.床单、枕巾、椅垫（罩）等直接接触患者的用品应一人一用一更换，也可选择使用一次性床单。

10.被芯、枕芯、褥子、床垫等间接接触患者的床上用品，应定期清洗与消毒；被污染时应及时更换、清洗与消毒。

11.操作中使用的一次性医疗用品按医疗废物处理。

附录4 小儿推拿技术相关性感染防控操作流程

1.医务人员操作室穿工作服、必要时戴帽子、口罩，操作前后做好手卫生消毒。

2.推拿使用的治疗巾一人一用一更换，头面部、下肢及足部应区分使用。

3.治疗结束后，观察患者有无皮肤破损的情况，再次洗手。

4.使用后的一次性治疗巾等应遵照《医疗废物管理条例》的规定，按感染性废物处理，严禁重复使用，重复使用的治疗巾一人一用一更换。

5.注意事项：每个诊室应配备一套洗手设施。

附录5　中医养生保健技术规范
（少儿推拿）

《中医养生保健技术规范》以下简称《规范》，本《规范》由中华中医药学会提出并发布。

一、引言

《中医养生保健技术规范（少儿推拿）》（以下简称《规范》）是我国用于指导和规范传统少儿推拿方法临床操作的规范性文件。编写和颁布本《规范》的目的在于为目前众多的少儿保健医师与保健技师提供技术操作规范，使日趋盛行的中医少儿推拿更加规范化、更具安全性，从而使之更好地为广大少儿的健康服务。

《规范》是国家中医药管理局医政司立项的标准化项目之一，于2008年12月正式立项。2009年1月，中华中医药学会亚健康分会在北京成立《中医养生保健技术规范》编写委员会，设计论证了《规范》整体框架，首先组织编撰《膏方》部分作为样稿，并对编写体例、内容、时间安排和编写过程中可能出现的问题进行了讨论。2009 年 4 月，《膏方》初稿完成并提请邓铁涛、余瀛鳌、颜德馨等著名中医专家审定。2009 年 5 月，中和亚健康服务中心组织召开《规范》编撰论证会，同时对编写内容进行了分工并提出具体要求。《规范》由中医养生保健技术领域权威专家编写。每一具体技术规范以权威专家为核心形成编写团队，并广泛听取相关学科专家意见，集体讨论后确定。2009 年 8 月，召开《规范》编撰截稿会议。编写委员会就编写过程中存在的一些专业问题进行了沟通交流，广泛听取了相关学科专家意见，为进一步的修订工作奠定了良好的基础。2009 年 12 月，《规范》8 个部分的初稿编写工作完成，以书面形式呈请国家中医药管理局"治未病"工作咨询组专家王永炎、王琦、郑守曾、张其成等审阅。2010 年 1~4 月，听取国家标准化管理委员会专家就中医养生保健技术标准化工作的建议，讨论了初稿编写过程中存在的问题和解决的措施。2010 年 5~8 月，经过多次沟通交流，编写委员会根据国家标准化管理委员会专家意见，反复修改完善了编写内容和体例，之后将有关内容再次送请国家标准化管理委员会专家审订。2010 年 9 月，初稿修订完成并在北京召开了审订工作会议。根据审订工作会议精神，结合修订的参考样本，参编专家对《规范》进行了认真修改并形成送审稿。之后，编写委员会在综合专家建议的基础上对部分内容进行了进一步讨论和修改，并最后定稿。

养生保健是指在中医药理论指导下，通过各种调摄保养的方法，增强人的体质，提高人体正气对外界环境的适应能力、抗病能力，使机体的生命活动处于阴阳和谐、身心健康的最佳状态。

少儿推拿是指在少儿体表的特定腧穴或部位施行独特的推拿手法的一种养生保健方法，是中医推拿疗法的重要组成部分，是在中医推拿学和中医儿科学的基础上形成和发展起来的，是运用相应手法在相应部位施术，通过信息传递，改善少儿机体的内能和环境，调节各脏腑器官的生理功能，达到提高免疫力、增强抗病能力，保健身体及防治少儿亚健康的目的。

少儿推拿具有如下特点。

1.以传统医学理论为基础，突出了脏腑经络理论在临证预防保健中的应用。

2.吸收了现代科学知识，产生了具有时代意义的少儿推拿疗法。

3.手法独特，疗效显著。

4.穴位独特，除经络腧穴和经验穴外，还有特定穴。

5.适应证广泛，但是也有相对严格的禁忌证。

6.辨病施法，辨证调治。

7.易学、易掌握、易推广、安全、方便、有效、价廉。

本《规范》的编写和发布，对于规范少儿推拿的概念及其操作有着重要的指导意义，适于广大少儿推拿保健从业人员使用。

二、范围

本《规范》规定了少儿推拿的术语和定义、指导原则、准备工作、操作方法、禁忌证、施术过程中可能出现的不良反应及处理措施。

本《规范》适用于对各级各类医院及保健机构少儿推拿养生保健临床操作进行规范管理，指导相关医师及保健人员正确进行少儿推拿操作。

三、术语和定义

下列术语和定义适用于本《规范》。

少儿推拿（Massage for children），亦称少年儿童按摩。它是在中医儿科学和中医推拿学的基础上形成和发展起来的，具有独特理论体系的，在少儿体表的特定腧穴或部位施行独特推拿手法的一种养生保健方法。

四、指导原则

1.少儿推拿主要用于少儿常见亚健康症状的调治，如体质虚弱，易疲劳、易感冒、厌食、挑食、食积、口臭、记忆力较差、上课注意力不集中、学习困难、口吃、语言发育迟缓、反应迟钝、易受惊吓，夜眠不安、睡中惊惕等。此外对于儿科常见病，如腹泻、呕吐、感冒、发热、头痛、遗尿，脱肛等有预防保健作用。

2.实施少儿推拿前要全面了解少儿整体状态，明确诊断，做到手法个体化，有针对性，着重于解决亚健康症状的关键所在；准备好施术时所需要的工具，用品，如推拿介质，辅助调理产品等。指导少儿采取合适的体位；充分加强与少儿之间的沟通和交流，使其解除不必要的思想顾虑和恐惧。

3.少儿推拿治疗过程中，施术者要全神贯注，手法操作要达到轻巧柔和，平稳着实，持久均匀，渗透有力；同时要注意少儿的解剖、生理、病理特点；认真观察少儿的反应情况，必要时适当调整手法。

4.少儿推拿调理后，慎避风寒，忌食生冷。

五、准备工作

（一）施术部位选择

实施少儿推拿调理前，首先要使少儿全身放松，充分暴露被推拿的穴位或部位，皮肤保持清洁干燥，无破损，溃疡以及化脓性皮肤病等影响操作的情况。

（二）体位选择

1.少儿体位选择　应以少儿舒适、施术者方便，有利于调理手法操作为原则。少儿调理时多选用端坐位、仰卧位、俯卧位等。

2.施术者体位选择　坐位和站立位，以前者更为常用。

（三）介质选择

要根据不同的亚健康状态选用合适的介质。

1. 滑石粉、爽身粉有润滑皮肤、防损止痒之功，适用于各种亚健康症状。

2. 薄荷冰有润滑皮肤、辛凉解表、清热除烦止渴之功，多用于夏季，适用于有热象的症状，如手足心热、小便黄、烦躁不安等。

3. 麻油有润滑皮肤、健脾润燥之功，适用于脾胃虚弱，厌食、便秘等。

4. 葱、姜水、雷丸有润滑皮肤、辛温发散之功，多用于冬春季节，适用于有寒性的症状，尤其是风寒表证。

六、操作手法

（一）强肺卫、增体质推拿

【体位】施术者端坐，受术者，根据选穴不同，分别采用坐位、仰卧位和俯卧位。

【具体操作方法】

1. 开天门。施术者以双手拇指螺纹面着力，自少儿眉心直推至前发际30～50次。

2. 分推坎宫。施术者以拇指螺纹面着力，自少儿眉心向眉梢分推30～50次。

3. 揉太阳。施术者以拇指或中指端着力，揉少儿两侧眉梢后凹陷处1～3分钟。

4. 揉迎香。施术者以食、中二指指端着力，揉少儿鼻翼外缘，鼻唇沟凹陷中1～3分钟。

5.拿风池。施术者以拇指与中指对称用力提拿乳突后方，颈后枕骨下大筋外侧凹陷中5～10次。

6.拿肩井。施术者以拇指与食、中二指对称用力提拿大椎与肩髃穴连线之中点，肩背筋间处5～7次。

7.分推手阴阳。施术者以两手拇指自少儿掌后横纹中间（总筋）向两旁分推50～100次。

8.补肺经。施术者拇指螺纹面着力，自少儿无名指指尖向指根方向推100～300次。

9.揉板门。施术者以拇指端或中指端着力，揉少儿手掌大鱼际最高点1～3分钟。

10.捏脊。施术者以拇指螺纹面与食指桡侧面相对用力，从尾椎骨端捏至大椎穴3～5遍。

【操作时间】30分钟左右。

【适应证】体质虚弱，易疲劳，易感冒、头痛、反复咳喘等。

（二）健脾胃、增食欲推拿

【体位】施术者端坐，受术者，根据选穴不同，分别采用坐位、仰卧位和俯卧位。

【具体操作方法】

1.补脾经。施术者以左手握住少儿之手，同时以拇、食二指捏少儿拇指，使之微屈，再以右手拇指自少儿拇指指尖推向指根100～300次。

2.揉板门。

3.运内八卦。施术者以拇指螺纹面着力，以少儿掌心为圆心，从掌心至中指根横纹的2/3的圆做顺时针运法50～100次。

4.掐揉推四横纹。施术者以拇指甲掐少儿掌面食、中、无名、小指第一指间关节横纹处3～5遍；然后以拇指螺纹面着力，揉推此处100～300次。

5.揉中脘。施术者以拇指、食指、中指的螺纹面或大鱼际着力，揉少儿肚脐正中直上4寸处1～3分钟。

6.揉脐。施术者以拇指或中指螺纹面着力，揉少儿肚脐1～3分钟。

7.摩腹。施术者以手掌面或食、中、无名、小指螺纹面着力，顺时针方向摩少儿小腹部3～5分钟。

8.按揉足三里。施术者以双手拇指端着力，按揉少儿下肢外膝眼下3寸，胫骨旁1寸处3～5分钟。

9.揉脾俞。施术者以拇指螺纹面着力，揉少儿背部第十一胸椎与第十二胸椎棘突间旁开1.5寸处1～3分钟。

10.捏脊。

【操作时间】30分钟左右。

【适应证】厌食、挑食、食积、消化不良导致的腹泻、腹胀、口臭等。

（三）补肾益智推拿

【体位】施术者端坐，受术者，根据选穴不同，分别采用坐位、仰卧位和俯卧位。

【具体操作方法】

1.补肾经。施术者以拇指螺纹面或桡侧面着力，自少儿小指指尖向指根方向直推为补100～300次。

2.揉二马。施术者以拇指或中指端着力，揉少儿手背无名指及小指掌指关节后凹陷中3～5分钟。

3.摩囟门。施术者以手掌面或食、中、无名、小指螺纹面着力，摩少儿前发际上2寸囟门处1～3分钟。

4.揉中脘。

5.揉丹田。施术者以拇指或中指螺纹面着力，揉少儿小腹部脐下2寸处1～3分钟。

6.按揉三阴交。施术者以拇指螺纹面着力，揉少儿内踝上3寸，胫骨后缘凹陷中1～3分钟。

7.推揉涌泉。施术者以拇指螺纹面着力，推揉少儿足掌前1／3与后2／3交界处，推100～300次，揉1～3分钟。

8.揉肾俞。施术者以拇指螺纹面着力，揉少儿背部第二腰椎与第三腰椎棘突间旁开1.5寸处1～3分钟。

9.擦腰骶部。施术者以小鱼际着力，在少儿腰骶部做擦法，以擦热为度。

10.捏脊。

【操作时间】30分钟左右。

【适应证】少儿早期智力开发、记忆力较差、上课注意力不集中、学习困难、口吃、语言发育迟缓、反应迟钝等。

（四）养心安神推拿

【体位】施术者端坐，受术者采用坐位。

【具体操作方法】

1.补脾经。

2.补肾经。

3.清心经。施术者以拇指桡侧面着力，自少儿中指掌面指根直推至指尖100～300次。

4.捣揉小天心。施术者以中指端着力，捣少儿手掌面大小鱼际交界凹陷处9次，然后再揉此处1～3分钟。

5.清肝经。施术者以拇指桡侧面着力，自少儿食指掌面指根直推至指尖100～300次。

6.清天河水。施术者以拇指螺纹面或桡侧面着力，自少儿前臂掌侧正中从腕横纹直推至肘横纹100～300次。

7.掐揉五指节。施术者以拇指螺纹面着力，揉少儿掌背五指中节（第一指间关节）横纹处1～3分钟，然后再依次掐此处3～5遍。

8.运内劳宫。施术者以拇指螺纹面着力，自少儿小指指根推运至掌心50～100次。

9.摩囟门。

【操作时间】20分钟左右。

【适应证】先天不足，神气怯弱、易受惊吓，夜眠不安、睡中惊惕等。

（五）干浴健身推拿

干浴方法是集推拿与肢体运动锻炼于一体，有助通和脏腑气血、疏通经络，通利关节，促进身体健康和生长发育，对少儿可让其自行锻炼。

预备：思想集中，屈膝正坐，双目平视。

1.搓手64次。双手掌相合，摩擦。

2.浴面64次。用搓热之双掌，分别置于左、右面部，上下摩擦。

3.擦鼻64次。用双手中指指面分别于鼻两旁，上下搓摩。

4.抹眼眶64次。用双手食指中节桡侧缘，轮刮眼眶。

5.搓耳64次。用双手拇、食指夹左、右耳郭，搓抹。

6.摩顶64次。用右手食（示）、中、无名（环）指指面，在头顶部进行抚摩。

7.运目32次。向左运，再向右运，双目微闭，然后转动眼球。

8.擦颈项32次。先用右手掌擦右颈项部，再用左手掌擦左颈部。

9.搅舌32次。口微闭合，用舌尖舔抹上颚，再舔抹下颚。

10.叩齿64次。口微张开，上下齿轻轻叩击。

11.擦胸32次。先用右手在胸部左右往返摩擦，再用左手在胸部左右往返摩擦。

12.拍胸32次。先用右手手掌拍击左胸部；再用左手手掌拍击右胸部。拍时手指并拢，手掌微屈，在胸部自上而下进行。

13. 抹胸32次。双手分别置于左右胸部，自上而下推抹。

14. 搓胁32次。双手分别置于左右胸肋部，自后上方向前下方，往返搓摩。

15. 揉胃脘64次。左手掌置于右手背上，双掌重叠，右手掌按于胃脘部，然后在上腹胃脘部做顺时针方向揉摩。

16. 揉脐64次。左手掌按于右手背上，双掌重叠，右手掌按于肚脐上，然后在肚脐部做顺时针方向揉摩。

17. 揉小腹64次。左手掌按于脐下小腹部做顺时针方向揉摩。

18. 摩全腹64次。左手掌置于右手背上，双掌重叠，然后在腹部抚摩。

19. 推腹32次。双手掌分别置于腹两旁，然后自上而下推抹。

20. 提肛32次。端坐，用力收缩肛门，使肛门上提。

21. 擦腰64次。双手掌分别置于腰两旁，然后做上下往返摩擦。

22. 推抹上肢，左右各16次。先用右手掌在左上肢内侧，自肩部往下推抹至腕部，再自上肢外侧腕部向上推抹至肩部；再用左手掌在右上肢内侧，自肩部往下推抹至腕部，再自上肢外侧腕部向上推抹至肩部。

23. 叩击上肢，左右各32次。先用右手握拳，用拳之小指侧，叩击左上肢，上下往返；再用左手握拳，用拳之小指侧，叩击右上肢，上下往返。

24.推抹下肢32次。下肢并拢，双手置于左下肢或右下肢股部外侧，再从上往下推抹至踝部；下肢分开，双手分别置于左右下肢内侧踝部，再从下往上抹至股部。

25.叩击下肢64次。用双手掌掌根部着力，上下往返叩击下肢。

26.搓足心，左右各32次。先用右脚掌置于左足背上，然后用力搓摩右足心，再用左脚掌置于右足背上，用力搓摩左足心。

七、禁忌证

1.某些急性传染病（如猩红热、水痘、肝炎、肺结核等）。

2.各种恶性肿瘤的局部。

3.出血性疾病及正在出血和内出血的部位。

4.骨与关节结核和化脓性关节炎。

5.烧、烫伤和皮肤破损的局部、各种皮肤病患处。

6.骨折早期和截瘫初期。

7.极度虚弱的危重病患者和严重的心脏、肝肾疾病、诊断不明，不知其治疗原则的疾病。

八、意外情况及处理措施

（一）意外情况

实施少儿推拿过程中可能出现皮肤破损、烦躁、哭闹、恐惧、不配合等意外情况。

（二）处理措施

1.若用力不当导致少儿皮肤破损，较轻者可局部涂红药水，并避免在破损处操作，较重者应做局部消毒处理，预防感染。

2.在推拿过程中少儿出现烦躁、恐惧、哭闹、极度不配合的情况下，应暂停推拿，耐心与少儿沟通和交流，取得少儿信任后即可继续实施推拿。

主要参考书目

［1］廖品东.小儿推拿学.北京：人民卫生出版社，2012.

［2］王华兰，张世卿.中医儿科推拿.郑州：河南科学技术出版社，2019.

［3］石学敏.针灸推拿学.2版.北京：中国中医药出版社，2002.

［4］田长英.小儿推拿实用技法.北京：人民卫生出版社，2015.

［5］马融.中医儿科学.北京：中国中医药出版社，2016.